TRAVAIL DES LABORATOIRES DE MÉDECINE EXPÉRIMENTALE
ET D'HYGIÈNE DE L'UNIVERSITÉ DE LYON

LES BACILLES dits « PSEUDO-DIPHTÉRIQUES »

PAR LE

Docteur Charles LESIEUR

Ex-Interne lauréat des Hôpitaux de Lyon (*Prix Bouchet, 1901*)
Ancien Préparateur du Cours de Médecine expérimentale et comparée à la Faculté
Chef des Travaux du Laboratoire d'Hygiène de l'Université
Chef des Travaux du Service antirabique à l'Institut bactériologique

(1 Planche hors texte : 3 Figures en couleur)

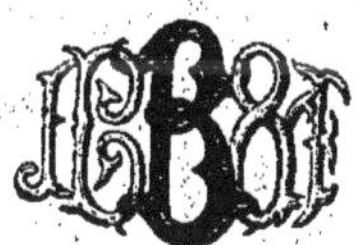

PARIS
LIBRAIRIE J.-B. BAILLIÈRE & FILS
19, RUE HAUTEFEUILLE, PRÈS DU BOULEVARD ST-GERMAIN

1902

[illegible]

1364

TRAVAIL DES LABORATOIRES DE MÉDECINE EXPÉRIMENTALE
ET D'HYGIÈNE DE L'UNIVERSITÉ DE LYON

LES
BACILLES
dits « PSEUDO-DIPHTÉRIQUES »

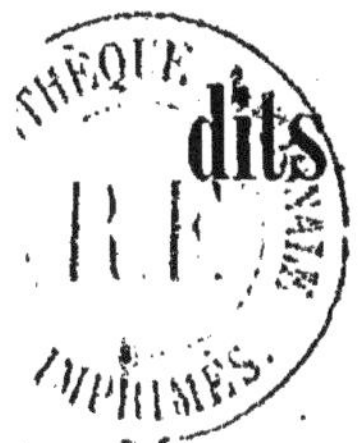

PAR LE

Docteur Charles LESIEUR

Ex-Interne lauréat des Hôpitaux de Lyon (*Prix Bouchet, 1901*),
Ancien Préparateur du Cours de Médecine expérimentale et comparée à la Faculté
Chef des Travaux du Laboratoire d'Hygiène de l'Université
Chef des Travaux du Service antirabique à l'Institut bactériologique

(1 Planche hors texte : 3 Figures en couleur)

PARIS
LIBRAIRIE J.-B. BAILLIÈRE & FILS
19, RUE HAUTEFEUILLE, PRÈS DU BOULEVARD ST-GERMAIN

1902

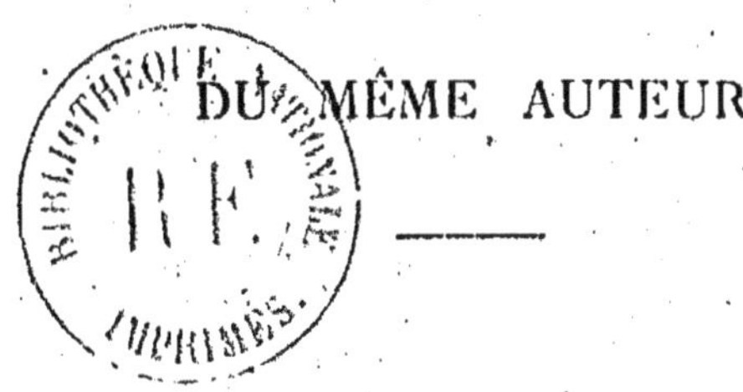

DU MÊME AUTEUR

---

1. Sur un nouveau procédé de colorations du bacille de la tuberculose (procédé de Hauser).
   Soc. des Sc. méd. Lyon, 8 décembre 1898.
   Province Méd., 1899, 1.

2. Un cas de morve aiguë chez l'homme. Observation clinique et examen bactériologique.
   Soc. des Sc. méd. Lyon, 19 juillet 1899.
   Province Méd., 1899, 349. (En collaboration avec M. Comte).

3. Contribution à la bactériologie du rhumatisme articulaire aigu. Nouvelles recherches sur le bacille d'Achalme Thiroloix, retrouvé dans un cas de rhumatisme cérébral (en collaboration avec M. Pic).
   Soc. des Sc. méd. Lyon, 19 juillet 1899.
   Journ. de Physiol et de Pathol. gén., 1899, 1007.

4. Effet de l'ingestion de crachats tuberculeux humains chez les poissons (En collaboration avec M. Nicolas).
   C. R. Soc. de Biol., 1899, 774.
   Province Méd., 1899, 483.

5. De la fièvre typhoïde infantile à forme exanthématique : taches rosées abondantes (En collaboration avec M. Weill).
   Rev. mens. des mal. de l'enf., 1900, 209 et 266.
   Gazette hebdom., 190., 421.

6. Contribution à l'étude des troubles cardiaques dans la gonococcie généralisée. Endocardite végétante à marche rapide par infection secondaire (streptocoques) au cours d'une blennorrhagie (En collaboration avec M. Charvet).
   Province Méd., 1900, 195 et 205.

L

7. Essais de neutralisation des toxines diphtérique et tétanique par l'hyposulfite de soude chez le cobaye (En collaboration avec M. Nicolas).

Province Med., 1900, 519.

8. Le bacille coli est-il agglutiné par le sérum des typhiques ? (En collaboration avec M. P. Courmont).

Presse Méd., 1900, nº 105, 403.

9. De la fièvre typhoïde sans lésions intestinales (En collaboration avec M. Barjon).

Province Méd., 1900, 513.

10. Septicémie éberthienne à forme d'arthrotyphus, sans lésions intestinales ni spléniques, avec réaction de Widal positive.

Soc. des Sc. méd. Lyon, 21 novembre 1900.
Journ. de Physiol. et de Pathol. gén., 1900, 250.

11. Sur l'agglutination du *staphylococcus aureus* par le sérum d'animaux vaccinés et infectés (en collaboration avec M. Nicolas).

C. R. Société de Biol., 1901, 87.
Province Med., 1901, 437

12. Etude sur le pouvoir bactéricide et atténuant pour le staphylocoque pyogène du sérum d'une chèvre vaccinée avec des cultures en bouillon de cet agent microbien (en collaboration avec M. Nicolas).

C. R. Soc., de Biol., 1901. 87.
Province Méd., 1901, 438.

13. Méningite cérébro-spinale au cours d'une endocardite infectieuse pneumococcique. — Valeur du signe de Kernig.

Soc. des Sc. Méd. Lyon, 6 mars 1901.

14. Endocardite expérimentale. — Signe de Kernig dans la méningite tuberculeuse.

Société des Sc. Méd. Lyon, 13 mars 1901.

15. A propos des pleurésies séro-fibrineuses dites d'origine traumatique (en collaboration avec M. Barjon).

Lyon Méd., 1901, XCXVI. 647.

16. La polynucléose de larage clinique ou expérimentale (en collaboration avec M. J. Courmont).

C. R. Société de Biol. 1901, 188.
Province Méd., 1901, 109.

17. La polynucléose de la rage (en collaboration avec M. J. Gourmont).

Congrès de Méd. int. Berlin, 19 avril 1901.
Société vétérinaire de Lyon, juillet, 1901.
Journ. de Physiol. et de Pathol. génér., 1901, 599.
Province Méd. 1901, 433.

18. Un cas de dacryo-cystite tuberculeuse.

In thèse de F. Vincent, Lyon, 1899-1900, nº 180.

19. Un cas d'érythème induré de nature tuberculeuse.

In thèse de G. Nazlamoff, Lyon, 1900-1901, nº 34.

20. Un cas de streptococcie d'origine grippale.

In thèse de L. Pallud, Lyon, 1900-1901, nº 146.

21. Sur les bacilles dits «pseudo-diphtériques».

V. Bibliographie, 202, 212, 213, 234-240.

Nous désignons par des chiffres elzéviriens (333) les renvois de notes au bas de chaque page et par des chiffres plus gras (**333**) ceux qui ont rapport à la bibliographie placée à la fin du volume.

CHAPITRE PREMIER

Importance du diagnostic bactériologique de la diphtérie et de la question des bacilles dits « pseudo-diphtériques ».

L'intérêt de la question des bacilles dits « pseudo-diphtériques » résulte tout entier de l'importance, de jour en jour plus évidente, du diagnostic bactériologique de la diphtérie.

Depuis que la contagiosité de cette maladie est un fait de notion classique, — et elle l'était déjà en 1826, puisqu'elle servait alors d'argument à BRETONNEAU (1) pour soutenir l'identité du croup et de l'angine couenneuse, — on admet la nécessité de dépister le plus tôt possible, pour les isoler, absolument tous les cas pouvant servir à la propagation du germe épidémique.

Or, avant la découverte de KLEBS (1) et de LŒFFLER (3), quel n'était pas l'embarras du médecin

(1) BRETONNEAU. — Traité de la diphtérite, 1826.

2 L

et de l'hygiéniste, en présence d'une angine pseudo-membraneuse ou d'une laryngite spasmodique, pour faire un diagnostic et un pronostic exacts, ou pour conseiller une prophylaxie vraiment efficace ! La multiplicité des formes de la diphtérie n'avait certes point échappé à des cliniciens tels que TROUSSEAU (1), mais toutes les indications étaient tirées uniquement de la notion d'épidémicité, du degré de la température, de la constatation de l'albuminurie, de l'extension des fausses-membranes au voile du palais et à la luette, de la participation des ganglions cervicaux, de l'apparition ultérieure de paralysies, etc., tous symptômes dont la valeur a depuis lors été reconnue très relative, en particulier dans la thèse de Mme BONNIER (2).

Aussi les cas de diphtérie commençante ou finissante, les cas larvés, aussi dangereux que les mieux caractérisés cliniquement, échappaient-ils à toutes les investigations. A plus forte raison les personnes de l'entourage des malades, les gorges en apparence absolument saines pouvaient-elles servir de véhicule au contage morbide. Par contre, on était inévitablement conduit à condamner à un isolement inutile des malades atteints d'affections banales ressemblant, de près ou de loin, à la maladie redoutée.

Depuis que la recherche du bacille de KLEBS-

(1) TROUSSEAU. — *Cliniques médicales de l'Hôtel-Dieu de Paris.* I, 1877, 487.

(2) Mme P. BONNIER. — De la nécessité de l'examen bactériologique pour le diagnostic des angines diphtériques. Th. de Paris, 1893-1894, n° 371.

LŒFFLER est entrée dans la pratique courante, toutes ces difficultés se sont aplanies. Actuellement, grâce aux méthodes bactériologiques, le diagnostic de diphtérie peut être posé d'une façon très précoce et très sûre, et l'accord est fait sur différents points jusque-là contestés, que nous devons développer rapidement pour la clarté de notre étude.

Tout d'abord, confirmant les vues de TROUSSEAU, la microbiologie est venue démontrer la *variabilité des formes de la diphtérie*. Plus loin, nous aurons à parler des formes associées et toxiques ; ici, nous faisons allusion seulement aux *diphtéries frustes ou larvées* qui, par la banalité de leur cortège symptomatique, pourraient donner au praticien une sécurité trompeuse au point de vue de la prophylaxie. Car, si l'angine diphtérique est ordinairement pseudo-membraneuse, elle peut, au début ou pendant toute la durée de son évolution, simuler une angine banale, une angine herpétique, (DIEULAFOY) (1). Des cas de ce genre ont été signalés, entre autres auteurs, par KOPLICK (37), WACHENHEIM (172) ; on a décrit une diphtérie purement bactériologique (VARIOT (101), SABATIER) (95); on a trouvé des bacilles de KLEBS-LŒFFLER dans des gorges scarlatineuses (GARRATT et WASHBOURN) (179), etc.

A côté de ces faits se placent naturellement ceux de ces coryzas chroniques et bénins, quelquefois purulents, mais appartenant plus souvent à des

(1) G. DIEULAFOY. — Sur l'angine diphtérique à forme herpétique. *Bull. de l'Acad. de méd.*, 1895, XXXIII, 600.

rhinites fibrineuses ou pseudo-membraneuses, dont l'origine diphtérique a été prouvée récemment BAGINSKY (1), GERBER et PODACK (62), GRENET et LESNÉ (152), etc.

Le bacille de KLEBS-LŒFFLER, chose plus importante encore pour l'épidémiologie, a été retrouvé chez de nombreux individus, cliniquement guéris, dont les mucosités amygdaliennes ou le jetage nasal auraient pu, en l'absence de ce renseignement et sans l'isolement qui en fut la conséquence, transmettre la diphtérie. La propagation de cette maladie par des *sujets convalescents*, normaux en apparence, est bien connue depuis les travaux du Professeur BARD (2): WELCH (58), entre autres auteurs a bien étudié le rôle de la *persistance des germes diphtériques* dans l'extension des épidémies. La durée de cette persistance, démontrée par le microscope, a été trouvée variable suivant les cas; exemples: 17 et 30 jours (SEVESTRE et MÉRY) (68), 2 mois 1/2 (MULLER) (92), 82 jours (TRUMPP) (69), 10 mois (BARBIER et ULMANN) (176), plusieurs années (LEGENDRE et POCHON) (65), etc. La proportion des faits positifs a été également très variable suivant les séries de recherches : (TOBIESEN) (3), sur 46 malades sortant de l'hôpital, a trouvé 24 fois le bacille, dont une

(1) A. BAGINSKY. — Zur Ætiologie der Diphterie. *Berlin. Klin. Wochen.*, 1892, 183.

(2) L. BARD. — Des conditions de propagation de la diphtérie; relation de l'épidémie d'Oullins. *Lyon Méd.*, 1889, LX, 199, etc.

(3) F. TOBIESEN. — De la persistance du bacille de Lœffler dans le pharynx, après la guérison de la diphtérie. *Nordisk. Méd. Arch.*, XXIII, 30.

fois après 31 jours, et ce bacille s'est montré virulent 18 fois sur 19 essais; Tézenas du Montcel (57), observant 555 cas, a vu souvent le bacille persister, surtout dans l'écoulement nasal, jusqu'à 55 jours après la guérison; Silberschmidt (1), sur 45 sujets, a retrouvé l'agent pathogène 14 fois du 10e au 15e jour après la guérison, 6 fois du 15e au 20e, 4 fois du 21e au 25e, 2 fois du 25e au 32e, et dans 6 cas où il a recherché la virulence, 5 fois il a déterminé la mort du cobaye; Gladin (63), sur 20 convalescents, a trouvé 4 bacilles virulents et 5 bacilles inactifs; Ulmann et Oppenheim (170) ont étudié 140 malades : 21 fois, soit dans 15 p. 100 des cas, des bacilles furent retrouvés ; d'une étude portant sur 654 cas, Prip (243 et 244) conclut que les bacilles disparaissent en même temps que les fausses-membranes dans la moitié des cas et qu'ils persistent un mois dans la plupart des autres; Sevestre et Méry (68) arrivent aux mêmes conclusions, et cela pour tous les cas, traités ou non traités par le sérum antidiphtérique. Nous pourrions multiplier les exemples, nous nous sommes borné à donner ceux dont les rapports sont plus directs avec le sujet qui nous occupe.

C'est encore grâce à la bactériologie que l'on a pu découvrir, *dans l'entourage des diphtériques*, et malgré leur *apparence saine*, des gorges capables

(1) W. Silberschmidt. — Bakteriologisches über Diphtherie. *Münch med. Wochen.* 1895, 185.

d'étendre le fléau (LŒFFLER (1), KOBER, (183) MÜLLER (92), GABRITSCHEWSKY (2), etc.)

Au cours de recherches analogues, on a pu être amené, par un examen fortuit de la gorge ou du nez, à prescrire à certains *individus absolument normaux* et isolés de tout contage suspect, des mesures thérapeutiques et hygiéniques souvent très utiles (KOBER) (183). Ces constatations éclairent les faits comme celui de NETTER (3), entre autres, dans lequel un enfant sain a servi de véhicule au germe morbide.

Nous avons envisagé les cas où la présence du bacille de KLEBS-LŒFFLER a établi la nature diphtérique d'affections qui paraissaient banales de par leur allure clinique. Il est, au contraire, tout une autre série de faits où, malgré la production de fausses membranes, malgré l'état général rappelant celui de la diphtérie, l'emploi du microscope vient rectifier le diagnostic et le pronostic et indiquer des mesures hygiéniques moins sévères. Nous ne voulons pas ici faire allusion à ces cas de diphtérie finissante où l'examen bactériologique révèle l'absence du bacille pathogène : un fait négatif isolé ne prouve à peu près rien dans de telles conditions ; il faut bien

(1) F. LŒFFLER. — Zur Diphtheriefrage. *Congr. Hyg. Buda-Pesth* ; *Deutsch med. Wochen*, 1894, n° 37.

(2) G. GABRITSCHEWSKY. — Zur Prophylaxie der Diphtherie, *Zeitsch f. Hyg.*, 1901, XXXVI, 45.

(3) M. NETTER. — Note sur une petite épidémie de diphtérie à l'hôpital d'Aubervilliers, *Bull. soc. méd. hop.*, 1895, 121.

se garder de nier la diphtérie avant d'avoir fait sans résultat plusieurs ensemencements; à plus forte raison ne peut-on se contenter de l'examen direct des fausses membranes. Mais il est incontestable qu'il existe des *pseudo-diphtéries*, et bien que leur étude ne se rattache pas directement à notre sujet, il n'est pas sans intérêt d'énumérer les principales d'entre elles : angines à staphylocoques (FRŒNKEL (1), à streptocoques (WURTZ et BOURGES (2), à pneumocoques (JACCOUD et MÉNÉTRIER) (3), à tétragènes (APERT) (4), à colibacilles (LERMOYEZ (5), à pneumo-bacilles de Friedlœnder (NICOLLE et HÉBERT) (6), à bacilles fusiformes de VINCENT (7), etc. Les mêmes considérations doivent être faites pour le croup non diphtérique. Bref, en présence d'une angine, d'une laryngite, d'une stomatite, coryza, malgré la constatation de fausses-membranes, on peut actuellement et l'on doit, avant d'alarmer une famille, songer aux infections

(1) FRŒNKEL. — Ueber die sog. stonmatitis aphtosa. *Arch. f. pathol. anat.*, 1888, CXIII.

(2) R. WURTZ et H. BOURGES. — Recherches bactériologiques sur l'angine pseudo-diphtérique de la scarlatine. *Arch. méd. exp.*, 1890, 341.

(3) JACCOUD et MÉNÉTRIER. — L'angine pseudo-membraneuse à pneumocoques, *Journ. méd. et chir.*, 1891, 165.

(4) APERT. — Le tétragène dans les angines. *C. R. Soc. de Biol.*, 1898, 137.

(5) LERMOYEZ. — Un cas d'amygdalite colibacillaire. *Bull. soc. méd. des hôp.*, 1894.

(6) G. NICOLLE et A. HÉBERT. — Les angines à bacilles de Friedlœnder. *Ann. de l'Inst. Pasteur*, 1897, 67.

(7) H. VINCENT. — Sur une forme particulière d'angine diphtéroïde. *Bull. Soc. méd. des Hop.*, 1828, 244.

les plus diverses, bénignes pour la plupart, et trancher très rapidement le diagnostic, cela par le seul examen bactériologique.

De tout ce qui précède, il résulte fort clairement qu'il est impossible, à l'heure actuelle, de ne pas souscrire à la conclusion déjà ancienne de JULES SIMON (1), disant que « seule, la présence ou l'absence du bacille permet d'affirmer ou de nier », ou à celle de CADET DE GASSICOURT (2), partagée depuis par tant d'autres : « Seul l'examen bactériologique méthodiquement conduit donne une certitude ».

A cette conclusion, certains cliniciens croient devoir faire quelques réserves, et VARIOT (171), en particulier, semble tenir pour peu importante la « diphtérie bactériologique », c'est-à-dire la présence du bacille de KLEBS-LŒFFLER en l'absence de toute manifestation diphtérique cliniquement appréciable. Nous aurons plus loin l'occasion de revenir sur cette manière de voir, que nous ne saurions adopter : si la diphtérie latente comporte, pour l'individu qui en est porteur, un pronostic le plus souvent bénin, en tout cas incomparablement meilleur que celui de la diphtérie clinique, le danger est à peu près le même dans les deux cas pour son entourage, pour la collectivité à laquelle il appartient ; la bactériologie retrouve sur

(1) J; SIMON. — De la diphtérie, *Bull. méd.*, 1890, 549.

(2) CADET de GASSICOURT. — Diagnostic et prophylaxie de la diphtérie, *Bull. Acad. de méd.*, 1895, XXXIII, 639.

le terrain hygiénique et épidémiologique toute l'importance qu'elle peut paraître perdre sur le terrain clinique : elle commande, dans de telles circonstances, peut-être moins de thérapeutique, certainement plus de prophylaxie.

⁂

Nous l'avons amplement démontré, l'importance du diagnostic bactériologique de la diphtérie ne doit plus faire aujourd'hui le moindre doute pour personne. Il n'est donc pas permis, à l'heure actuelle, d'ignorer la technique courante à suivre en pratique pour faire rapidement ce diagnostic. Tout praticien doit savoir que le microbe découvert par Klebs et Loeffler dans les fausses membranes diphtériques est un *bacille gardant le Gram, poussant en quinze à vingt heures à 35 ou 37° sur sérum solidifié* ; tels sont, en effet, les caractères principaux, universellement reconnus, du bacille de la diphtérie.

A côté de ces caractères fondamentaux, il en est d'autres sur la valeur desquels les observateurs sont moins d'accord, ceux-là sont d'ordre purement morphologique ; ils compliquent singulièrement le diagnostic bactérioscopique de la diphtérie.

De fait, des auteurs très récents, dans une monographie sur la diphtérie, décrivent les bacilles diphtériques, ainsi qu'on le faisait dans les premiers ouvrages où ces bacilles furent mentionnés comme étant toujours longs et enchevêtrés. Pour eux, le diagnostic bactérioscopique de la diphtérie est chose particulièrement facile, aucune autre espèce microbienne ne réunissant, dans les mêmes conditions, l'ensemble des caractères que nous venons d'énoncer.

Mais, pour la majorité des classiques, il existe des bacilles courts se groupant parallèlement en palissade, aussi dangereux pour l'homme que les précédents.

Or, — et c'est là surtout que la question se complique, — il existerait fréquemment dans la gorge et le nez, sains ou malades, un bacille en tout semblable à ces derniers, mais *absolument inoffensif,* et auquel on donne depuis Hofmann (10), qui l'a décrit, le nom de bacille « pseudo-diphtérique» Ce bacille, si l'on en croit nombre d'auteurs, et l'Ecole allemande en particulier, n'aurait aucun rapport de nature avec celui de Klebs-Lœffler. De son existence, de sa fréquente présence aux mêmes endroits que le bacille diphtérique lui-même, résultent, pour le diagnostic et la prophylaxie de la diphtérie, les mêmes difficultés qui résultent, pour d'autres maladies virulentes, de l'existence du pseudo-gonocoque, des bacilles pseudo-tuberculeux et pseudo-cholériques, du bacille pseudo-tétanique, des para-colibacilles, du colibacille lui-même, si analogue au bacille typhique que l'on a voulu les identifier, etc.

Ne conçoit on pas, dès lors, toute l'importance de la question du bacille dit « pseudo-diphtérique. »? Si ce bacille n'est pas, comme on l'a soutenu, absolument étranger à l'étiologie de la diphtérie, s'il n'est qu'un bacille de Klebs-Lœffler atténué, n'est-il pas à craindre qu'il puisse récupérer sa virulence et devenir pathogène ? Dans ce cas, il faudra considérer comme dangereux pour son entourage tout individu dont les cavités naturelles en seront habitées, d'où l'intérêt d'éclaircir la question de la nature de ce microbe. Et si, au contraire, le bacille dit « pseudo-diphtérique » n'a aucun lien de parenté avec celui de la diphtérie, le diagnostic bactériologique de cette maladie par les méthodes habituelles devient douteux, la recherche de la virulence par l'inoculation, nécessaire, et il est à souhaiter que l'on découvre un procédé plus rapide de trancher la difficulté.

Nous allons étudier les caractères et déterminer les propriétés de ce gênant microorganisme, espérant ainsi faciliter le diagnostic de la diphtérie et diminuer encore ses chances d'extension par une prophylaxie plus éclairée.

CHAPITRE II

Définitions et Divisions.

Nous avons signalé plus haut les caractères essentiels du bacille de Klebs-Lœffler : par leur importance incontestée, par leur constance indiscutable, ces caractères méritent d'entrer dans la définition même et le classement de ce bacille.

La définition du bacille « pseudo-diphtérique » doit être établie de même, avant toute discussion, d'une manière aussi précise que possible, et d'autant plus rigoureusement que les opinions les plus diverses ont cours à ce sujet.

De fait, pour ceux qui pensent que le bacille de Klebs-Lœffler ne peut être confondu avec aucun autre, pour ceux qui voudraient voir dans tout bacille d'Hofmann un bacille de Klebs-Lœffler atténué, il n'est point de microbe méritant l'épithète de « pseudo-diphtérique ». Ce mot doit être maintenu seulement si l'on voit dans le bacille d'Hofmann, sinon toujours, au moins dans certains cas, une espèce complètement différente du bacille diphtérique vrai, et pouvant cependant être facilement confondue avec lui.

Or, parmi ceux qui pensent ainsi, beaucoup attachent la valeur d'un caractère primordial à la présence ou à l'absence d'une qualité, morphologique ou biologique, que d'autres considèrent comme accessoire ou insignifiante, telles que l'acidification des cultures, la réaction d'Ernst-Neisser et autres propriétés que nous étudierons en détail.

Avant tout, dans une question aussi complexe et aussi obscure, il faut absolument s'entendre sur la valeur des termes employés, et, pour cela, n'admettre dans une définition que des caractères reconnus comme indiscutables par tous les observateurs. Ces caractères sont peu nombreux dans l'espèce, la *virulence* en est un cependant, aussi l'admettrons-nous volontiers.

Mais cette virulence elle-même, encore faut-il être d'accord sur la technique à suivre pour la déterminer. On comprendra par la suite pourquoi nous avons adopté, au moins provisoirement, comme méthode, l'inoculation sous-cutanée, au cobaye de moyenne grosseur, d'un centimètre cube de culture en bouillon âgée de 24 heures. Dans ces conditions, supposant en quelque sorte le problème résolu d'après l'opinion de la plupart des auteurs, tout en nous réservant de modifier notre classification à la suite de nos recherches personnelles, nous n'avons reconnu d'emblée comme diphtérique vrais que les bacilles tuant en moins de 8 jours, donnant les lésions classiques de la diphtérie expérimentale, et pouvant être influencés par le sérum spécifique.

Quant aux autres bacilles, ne tuant pas dans ces conditions, ce serait trop préjuger du fond de la question que de les dénommer *à priori* et fermement « pseudo-diphtériques », puisque nous supposons que peut-être ils peuvent avoir quelque rapport avec la diphtérie. Nous parlerons d'eux désormais, et jusqu'à plus ample informé, en écrivant : bacilles *dits* « pseudo-diphtériques ».

La suite de ce travail fera mieux comprendre les raisons de cette prudence. Toutefois, qu'il soit entendu dès maintenant que nous définissons comme suit les deux espèces microbiennes que nous allons comparativement étudier.

a) *Bacille de Klebs-Lœffler* (*diphtérique vrai*) = bacille poussant en 15 à 20 heures à 35 ou 37° sur sérum solidifié, prenant le Gram, tuant le cobaye moyen en moins de 8 jours par inoculation sous-cutanée d'un centimètre cube de culture complète de 24 heures en bouillon, influencé par le sérum antidiphtérique.

b) *Bacille d'Hoffmann* (*dit « pseudo diphtérique »*). — Bacille poussant en 15 à 20 heures à 35 ou 37° sur sérum solidifié, prenant le Gram, ne tuant pas le cobaye moyen en moins de huit jours par inoculation sous-cutanée d'un centimètre cube de culture complète de 24 heures en bouillon, non influencé par le sérum antidiphtérique.

***

Les bacilles ainsi définis vont être étudiés de près dans la suite de ce travail, d'après les données des auteurs et d'après nos recherches personnelles. Un court chapitre d'historique résumera l'ensemble et l'évolution des idées émises sur les questions qui nous occupent, puis nous exposerons la technique qu'il convient de suivre pour en obtenir la solution. Les caractères du bacille diphtérique vrai, ses variations de forme et de virulence, conduisant tout naturellement à l'étude du bacille non virulent dit « pseudo-diphtérique », les caractères classiques de celui-ci, sa fréquence et sa répartition, venant confirmer ce que nous avons dit de son importance, l'exposé et la critique des méthodes recommandées pour la différenciation des deux espèces seront successivement abordés. Puis, nous nous demanderons si cette différenciation même n'est pas irréalisable, si le bacille pseudo-diphtérique existe réellement, en tant qu'espèce microbienne distincte : c'est l'étude des opinions des unicistes et des dualistes, l'exposé de nos observations et de nos expériences personnelles, de nos conclusions tendant à faire admettre la pluralité des bacilles dits « pseudo-diphtériques et de leurs applications pratiques.

En somme, nous pourrions diviser notre travail en deux grandes parties :

1°) Etude des caractères des bacilles vrais et faux de la diphtérie, et de leur valeur diagnostique ;

2°) Détermination de leurs rapports de nature par la recherche du pouvoir pathogène des bacilles dits « pseudo-diphtériques ».

En d'autres termes, *peut-on et doit-on différencier l'une de l'autre ces deux espèces?* telles sont les questions que nous avons à résoudre.

CHAPITRE III

Historique

Nous avons dit que le bacille diphtérique vrai avait été vu pour la première fois par Klebs (1), en 1883 et cultivé ensuite par Lœffler (3) en 1884. Son étude fut complétée par les mémoires de Roux et Yersin (12, 17, 28) qui firent connaître en particulier la toxine fabriquée par le bacille, et par les travaux de Behring et Kitasato (1), de Roux (2) en 1894, qui découvrirent et vulgarisèrent le sérum anti-diphtérique.

Nous savons déjà combien, par les recherches de ces auteurs, le diagnostic de la diphtérie a été rendu facile, puisqu'il suffit, pour le faire, d'ensemencer sur sérum solidifié les produits suspects. Nous savons aussi que cet ensemencement n'est que le premier temps de toute une série de recherches nécessaires

(1) Behring et Kitasato. — Ueber das zustande Kommen der Diphtherie immunität bei Tieren : *Deutsch Med. Woch.*, 1890.

(2) E. Roux. — Congrès de Budapesth *Ann. de l'Inst. Pasteur*, 1894.

dont les plus importantes sont ensuite l'examen macroscopique des colonies, leur examen microscopique, la coloration par la méthode de Gram, et, si possible, la recherche de la virulence.

Mais les premiers auteurs qui se sont occupés de la question n'ont pas pensé ainsi tout d'abord, et pour eux le diagnostic bactériologique de la diphtérie était beaucoup plus simple. On se rendit compte bien vite que l'examen direct des fausses membranes, sur lequel nous aurons à revenir, n'était pas suffisant, et que la culture sur sérum était nécessaire, mais on crut que c'était assez, pour affirmer la présence ou l'absence de la diphtérie, de regarder à l'œil nu les tubes ensemencés et placés, pendant quinze à vingt heures, à l'étuve à 35 ou 37° ; au bout de si peu de temps, les bacilles diphtériques seuls, disait-on, formaient les petites colonies en taches de bougie que l'on considérait alors comme caractéristiques. L'examen microscopique levait d'ailleurs tous les doutes.

Bientôt, cependant, il fut universellement admis que ce contrôle du microscope était nécessaire ; ne trouvait-on pas dans la gorge des micro-organismes dont les colonies blanches et rondes se développaient sur sérum solidifié en vingt heures à 37° ? Exemples : des pneumocoques, des streptocoques, des staphylocoques, pathogènes ou saprophytes, et en particulier un coccus, dit coccus Brisou, hôte habituel de la bouche.

Bien plus, on s'aperçut que des bacilles pouvaient exister dans les fausses membranes et en imposer, même dans les frottis, pour le bacille de Klebs-

Lœffler. On décrivit les pseudo-diphtéries que nous avons énumérées déjà, à colibacilles, à pneumobacilles, à bacilles fusiformes, tous microbes dont les caractères morphologiques ne sont pas toujours très éloignés de ceux du bacille de la diphtérie. On vit même ces divers microbes se colorer à peu près aussi facilement que le bacille spécifique par le bleu de méthylène alcalinisé de LŒFFLER, par le bleu de ROUX, etc. Seule, la non-décoloration par la méthode de GRAM semblait appartenir en propre au bacille de KLEBS-LŒFFLER, à l'opposé des espèces poussant aussi rapidement que lui sur le sérum solidifié.

Encore ce moyen fut-il bien vite reconnu infidèle. Dès 1887, LŒFFLER (6) avait signalé l'existence possible, dans les fausses membranes diphtéritiques, à côté du bacille pathogène qu'il avait étudié, d'un autre micro-organisme, *non virulent pour les animaux*, à peu près identique morphologiquement au bacille actif, mais s'en distinguant toutefois par quelques caractères secondaires, surtout par la brièveté plus grande de ses éléments. Ce microbe fut bien étudié par HOFMANN (10), qui le retrouva dans des cas d'angines diphtériques, scarlatineuses, rubéoliques, et dont il porte le nom. BAUMGARTEN (8), puis BECK (20) le rencontrèrent dans des bouches saines, ESCHERICH (22) s'occupa d'en déterminer la fréquence et la nature, mais la première étude d'ensemble qui en fut faite est celle de ROUX et YERSIN (28).

Dans leur troisième mémoire (1890), ces auteurs consacrent, en effet, un chapitre spécial à l'étude complète du « bacille pseudo-diphtérique ». Dès cette époque, la question des rapports de ce bacille avec l'étiologie de la diphtérie, est discutée. A l'exemple de LŒFFLER, ZARNIKO (18, 19), BECK (20), ESCHERICH (22), toute l'école allemande, à l'exception temporaire de FRÆNKEL (43), voient dans le bacille d'HOFFMANN un microbe complètement différent du vrai bacille diphtérique. Au contraire, l'école bactériologique française, représentée surtout par ROUX et YERSIN (28), par MARTIN (130) et avec elle, KLEIN (24), FLUGGE (33), FRÆNKEL (43), etc., se déclarent partisans de l'identité des deux espèces et ne voient dans le « bacille pseudo-diphtérique », autre chose qu'un bacille de Klebs-Loeffler atténué (FRÆNKEL (78, 113) deviendra plus tard séparatiste).

La question se complique bien vite, du reste, de celle des *variations morphologiques du bacille spécifique*. On ne connaissait, au début, qu'une variété de ce microbe, la forme longue et grêle, granuleuse et enchevêtrée, ressemblant par ses dimensions au bacille de KOCH, la seule décrite par KLEBS (1) et par LŒFFLER (3), la seule signalée par CORNIL et BABÈS (4), FLUGGE (5), BOURGES (36), BOULLOCHE (40), THOINOT et MASSELIN (48), WURTZ (71), etc.

Actuellement encore, cette forme est la seule à laquelle attachent quelque importance certains auteurs comme CHANTEMESSE (73), VEILLON et HALLÉ (102), BARBIER et ULMANN (176), etc. D'après MARTIN (38), le bacille de KLEBS-LŒFFLER pourrait, au contraire, se présenter sous trois aspects principaux : une forme longue, une forme moyenne, une forme courte, celle-ci ressemblant, à s'y méprendre, au bacille non virulent. La plupart des bactériologistes distinguent également au moins deux variétés du bacille diphtérique vrai : l'une, aux éléments longs et grêles, granuleux et enchevêtrés ; l'autre aux éléments courts et trapus, homogènes et parallèles J. Courmont (107), Duflocq (108), (Macé (122), Sevestre (130), Baginski (138), Besson (142), G. Roux (163), Variot (171), Ruault (189), etc.) Bref, à l'heure actuelle, si l'on en croit les classiques, il existe trois sortes de bacilles dont on doit tenir compte dans les questions relatives à la diphtérie :

Un bacille diphtérique long,
Un bacille diphtérique court,
Un bacille court pseudo-diphtérique,

et la présence possible de ce dernier, au milieu des autres espèces bactériennes si nombreuses (Netter) (1) (Vignal) (2), dans la cavité bucco-pharyngienne, constitue la principale difficulté du diagnostic bactériologique de la diphtérie.

Aussi, pour différencier rapidement les deux espèces morphologiquement identiques, n'a-t-on pas manqué de proposer de nombreuses méthodes : nous ne ferons que citer, entre autres, celles d'Escherich (41), de Spronck (97 et 98), de Neis-

(1) Netter. — Microbes pathogènes contenus dans la bouche des sujets sains. *Rev. d'Hyg.*, 1883. 501.

(2) Vignal, — Recherches sur les micro-organismes de la bouche. *Arch. de physiol.*, 1890.

SER (125), devant revenir plus loin sur chacune d'entre elles.

Nous complèterons, d'ailleurs, cet historique au cours des chapitres qui vont suivre. La place donnée à l'étude de la question qui nous occupe, soit dans les traités actuels de bactériologie ou de pathologie interne, soit dans les récentes monographies publiées sur la diphtérie, le nombre toujours grandissant de notes présentées dans les sociétés ou communiquées aux journaux médicaux sur ce sujet, prouvent bien quelle importance pratique on s'accorde aujourd'hui à lui reconnaître.

CHAPITRE IV

Technique générale.

La première série d'opérations que nous avons dû pratiquer au cours de notre étude comprend l'ensemble des procédés dont on dispose généralement pour mettre en évidence le bacille de KLEBS-LŒFFLER dans les produits pathologiques. Cette technique courante du diagnostic bactériologique de la diphtérie est trop connue pour que nous en décrivions longuement les détails ; nous devons néanmoins la résumer brièvement pour ne pas être incomplet.

Nous insisterons davantage sur les méthodes que nous avons employées pour l'isolement de nos bacilles, pour la recherche de leurs caractères morphologiques ou biologiques essentiels ou accessoires, pour leur comparaison avec le bacille d'HOFMANN et celui de KLEBS-LŒFFLER. Nous observerons, dans l'exposé de ces méthodes, l'ordre suivi dans leur emploi, soit à l'hôpital, soit au laboratoire.

A. — *Prise des fausses membranes ou des mucosités.* — On peut avoir à sa disposition des fausses membranes rejetées spontanément par le malade, dans un effort de toux par exemple. Plus souvent, les produits pathologiques sont adhérents ; dans ce cas, on peut les recueillir en essuyant la gorge ou les fosses nasales au moyen d'un écouvillon stérilisé. Nous préférons en détacher une parcelle avec le fil de platine-rigide, œse des Allemands, aplati en forme de spatule et monté sur un agitateur de verre. Ce dernier procédé est le seul utilisable, lorsqu'il n'existe pas de fausse-membrane, pour la récolte du mucus.

B. — *Examen microscopique direct.* — Cet examen n'est applicable que si l'on a des fausses membranes à sa disposition, mais, dans ce cas, il ne faut jamais négliger de le pratiquer, car, s'il est positif, il peut renseigner en quelques minutes sur la présence de la diphtérie, et toujours il donne des indications précieuses sur la nature des microbes associés à l'agent pathogène principal (Méry et Bonnus (1), Bigot (2) Lefèvre (25), etc.) La fausse membrane ayant été lavée à l'eau distillée, puis séchée au papier buvard, on en fait un frottis que l'on traite par les procédés que nous décrirons tout à l'heure pour l'examen microscopique des cultures.

(1) H. Méry et G. Bonnus. — Examen direct des fausses membranes. *Bull. Soc. méd. des hop.*, 1899, 206.

(2) Bigot. — Diagnostic bactériologique de la diphtérie. *Thèse de Paris*, 1898-99, n° 218.

Cela fait, on ne devra jamais nier la diphtérie lorsqu'on n'aura pas trouvé de bacilles, ceux-ci pouvant être disséminés très irrégulièrement dans la fausse membrane (PLAUT) (54). D'ailleurs, même si l'on rencontre d'emblée des éléments bacillaires, il est nécessaire, comme nous le dirons, d'observer leurs caractères de végétation et leur pouvoir pathogène, avant d'en affirmer fermement la nature. Bref, dans tous les cas, la culture s'impose : nous nous occuperons surtout de ce procédé, indispensable, d'ailleurs, pour l'isolement des espèces.

C. — *Ensemencement.* — L'ensemencement de la goutte de mucus ou de la parcelle de fausse membrane se fera avec le fil de platine rigide, aplati en forme de spatule, que l'on aura eu soin de flamber préalablement. Le choix du milieu est de toute première importance.

Les *milieux liquides* sont à rejeter pour les premières cultures, soit que l'on veuille simplement faire le diagnostic de la diphtérie, soit, à plus forte raison, que l'on tente l'isolement des espèces: les saprophytes de la bouche et du nez (staphylocoques, leptothrix), les pathogènes associés au bacille de KLEBS-LŒFFLER (streptocoques) poussant aussi vite ou plus vite que lui dans ces milieux, peuvent retarder ou empêcher sa végétation et gênent ainsi considérablement le diagnostic ou l'isolement. De plus, il est impossible, dans ces conditions, de se rendre compte rapidement, sans le secours du microscope, du degré approximatif de pureté de la culture.

Parmi les *milieux solides*, il faut choisir de préférence celui qui se prête le mieux à la végétation précoce et, autant que possible, exclusive du bacille de Klebs-Lœffler : c'est pour cette raison que la gélatine, la gélose ordinaire ne sauraient être employées. Certains auteurs recommandent pourtant l'emploi de la gélose, à condition de lui faire subir différentes préparations (Deycke (1), Tochtermann (2), Joos (3), etc.).

Lœffler (3) pensait déjà que le sérum gélifié ou gélatinisé est préférable à l'agar-agar. Le mélange qu'il solidifiait était composé de trois parties de sérum stérilisé et d'une partie de bouillon neutralisé peptoné à 1 o/o, glycosé à 1 o/o et salé à 5 o/o.

Roux (12) emploie tout simplement le sérum de bœuf, de veau ou de cheval, coagulé par la chaleur dans l'étuve inclinée de Koch ; c'est également le milieu qui nous a servi et que nous recommandons.

L'ensemencement se fera en stries parallèles, aussi éloignées que possible les unes des autres. Si l'on veut obtenir, d'emblée, des colonies bien séparées, il faudra faire successivement, sans recharger le fil de platine, deux ou trois stries dans deux ou trois tubes de sérum. *Il sera toujours bon de*

(1) Deycke. — Die Benutzung von Alkalialbuminaten zur Herstellung von Nahrboden ; *Centrabl. f. Bakter.* XVII, 1895, 241.

(2) Tochtermann. — Ein aus Blut Serum gewonnener sterilisbarer Nahrboden ; *Centrabl. f. inner Med.*, XVI, 1895, 961.

(3) A. Joos. — Untersuclumgen uber Diphtherie diagnose ; *Centralb. f. Bakter.*, XXV, 1899, 296 et 351.

faire une série de tubes pour la gorge et une autre pour le nez.

D. — *Mise à l'étuve*. — Les tubes de sérum seront placés à l'étuve, à l'air libre bien entendu, le plus tôt possible après l'ensemencement. La *température* de l'étuve, maintenue constante au moyen d'un régulateur, pourra osciller entre + 35 et 38° c. ; celle de 35°, favorisant moins la pullulation des saprophytes, sera préférée.

De quelle *durée* sera le séjour à l'étuve des tubes ensemencés ? Pour certaines recherches très spéciales (réaction d'Ernst-Neisser), on peut, d'après quelques auteurs (Heinerdoff) (154), prélever dès la sixième heure des colonies naissantes. En général, c'est de la 15e à la 24e heure que l'on doit suivre le développement des colonies en taches de bougie et pratiquer des examens microscopiques. Passé ce temps, les microbes saprophytes peuvent se développer et gêner la recherche du bacille spécifique. Celui-ci, d'ailleurs, met bien rarement plus de 20 heures à se développer, dans les conditions prescrites.

E. — *Examen macroscopique des cultures*. — Il est bon de noter l'aspect des colonies, à l'œil nu ou à la loupe : leur nombre, leur étendue, leur forme, leur couleur, leur consistance, etc. Cet examen ne peut d'ailleurs, en aucune circonstance, dispenser de la coloration.

F. — *Examen microscopique des cultures*. — On choisit la colonie la plus caractérisque macroscopiquement (il est bon d'en examiner successivement plusieurs, en cas de résultat négatif), on la prélève à l'extrémité d'un fil de platine flambé, on l'étend dans une goutte d'eau distillée sur une lame porte-objet, on laisse sécher, on fixe par la chaleur, ou bien à l'alcool-éther (ââ, parties égales).

Le choix de la *solution colorante* a son importance. Si l'on veut se contenter d'un examen rapide, à l'aide d'une préparation que l'on ne conservera pas, tout en se rendant compte de caractères assez intéressants, on emploiera l'une des deux solutions suivantes dont on placera une goutte sur le frottis, le tout recouvert par une lame couvre-objet, et examiné avec l'objectif à immersion homogène et l'éclairage Abbé :

(1°) Bleu de Lœffler :

Solution alcoolique saturée de bleu de méthylène	30 cc.
Solution de potasse caustique à 0.01/100.......	100

(2°) Bleu de Roux :

Solution aqueuse à 1/100 de violet dahlia......	1
Solution aqueuse à 1/100 de vert de méthyle....	3
Eau jusqu'au bleu clair.	

Dans ces conditions, les bacilles de Klebs-Lœffler se colorent les premiers, et plus vivement que les microbes saprophytes ou associés.

Si l'on veut obtenir une préparation durable, ou pouvant servir après un premier examen à la recherche de la coloration par la méthode de Gram, on emploiera des solutions hydro-alcooliques de couleurs basiques d'aniline (bleu de méthylène, violet de gentiane, thionine, rubine, etc.). *On doit absolument faire le Gram*, si l'on veut affirmer que l'on a eu affaire au bacille diphtérique; la recoloration du fond n'est utile que si l'on désire connaître toutes les espèces associées. Nous rappelons brièvement la technique de la méthode de Gram (1) modifiée par Nicolle (2).

1° Fixer à l'alcool-éther (parties égales).

2° Plonger, quatre à six secondes, dans le bain :

Solution saturée de violet de gentiane dans alcool à 93°	10 cc.
Eau phéniquée à 1 p. 100......	100 cc.

3° Plonger, sans laver, quatre à six secondes, dans le liquide de Lugol fort :

Iodure de potassium............	2 gr.
Iode..........................	1 gr.
Eau distillée..................	200 gr.

Qu'on renouvelle une ou deux fois.

4° Décolorer par l'alcool absolu additionné de 1/3 d'acétone (alcool-acétone).

5° Recolorer le fond, si besoin, en faisant agir rapidement la solution.

Solution saturée de fuchsine dans alcool à 90°................	5 cc.
Eau distillée................	100 cc.

(1) Gram. — Ueber die isolirte Färbung der Schizomyceten *Fortschr. der Méd.* II, 1884, 185.

(2) Nicolle. — Pratique des colorations microbiennes. *Ann. de l'Inst. Pasteur*, 1885, 664.

Les bacilles de Klebs-Lœffler seront ainsi colorés en violet foncé, noirâtre, ainsi que les streptocoques et staphylocques, tandis que d'autres espèces, telles que les colibacilles, seront colorés en rouge.

C'est après la recherche de la coloration par le Gram et lorsque cette recherche a été positive, que se place la *coloration des granulations polaires* par le procéde d'Ernst-Neisser. Nous avons employé systématiquement ce procédé et tâché d'en déterminer la valeur. Nous consacrerons plus loin de longs développements à son étude. Nous n'en parlerons pas davantage dans ce chapitre.

G.— *Isolement.* — Jusqu'ici, nous avons rappelé brièvement ce que chaque praticien doit connaître de la technique du diagnostic bactériologique de la diphtérie. De fait, nous avons dû, au début de notre étude, nous livrer d'abord à cette série d'opérations

Nous entrons à présent dans le domaine de recherches plus délicates, que nous avons entreprises ensuite, et dont les premières ont pour but l'isolement des bacilles diphtériques ou « pseudo-diphtériques » : ces bacilles sont presque toujours accompagnés, dans les cultures de fausses membranes ou de mucus, par quelques staphylocoques ou streptocoques ou par d'autres espèces microbiennes.

L'isolement du bacille de Klebs-Lœffler ne peut guère s'obtenir par l'usage des boîtes de Pétri ou des tubes d'Esmarch, ce bacille végétant mal à +22°, température maxima des cultures sur gélatine.

Le procédé de Roux et Yersin (12) est incomparablement préférable : il consiste dans l'ensemencement en stries, sur agar ou mieux encore sur sérum solidifié, tel que nous l'avons conseillé plus haut, c'est-à-dire en deux ou trois tubes : la dernière strie du troisième tube est particulièrement pauvre en semence, et par conséquent ne donnera que de rares colonies bien séparées. C'est à l'aide de la plus caractéristique de ces colonies, dont on peut vérifier la nature et la pureté par l'examen microscopique au moment où on la prélève, que l'on ensemence un ballon de bouillon.

On peut, pour plus de sûreté, combiner cette méthode aux procédés d'isolement par cultures en milieux liquides. Pour cela, immédiatement après avoir ensemencé un premier ballon de bouillon, on porte dans un deuxième une goutte du premier, dans un troisième une goutte du second, et l'on obtient aisément ainsi un ou deux ballons de culture pure, alors que le premier était contaminé.

Si, d'ailleurs, au bout de 24 heures de séjour à l'étuve, on s'aperçoit par l'examen microscopique que ces ballons renferment quelques cocci en même temps que des bacilles, il est très possible d'obtenir à l'état de pureté des cultures de deuxième génération : il suffit, pour cela, de prendre et d'ensemencer sans l'agiter, une parcelle, la plus superficielle, du voile pelliculaire qui nage ordinairement à la surface du bouillon.

Pour toutes ces opérations, nous conseillons l'emploi d'un fil de platine mince et flexible, que l'on coude à angle droit en forme d'L pour la prise de la colonie sur sérum, et que l'on recourbe en anse pour la cueillette de la goutte de culture liquide (d'autres préfèrent une mince tige de verre effilée et terminée en boule).

Au bout de 24 heures de séjour à l'étuve à + 37° c., on vérifie la pureté des cultures par l'examen microscopique, pratiqué comme il est indiqué plus haut.

G.— *Recherche de la virulence.* — Le plus tôt possible après la prise, c'est-à-dire dès la purification obtenue, nous avons recherché la virulence de nos cultures en les inoculant à la dose d'un centimètre cube, après 24 heures de séjour à l'étuve à 37°, sous la peau de la cuisse de cobayes de 350 grammes. Nous observions ensuite les symptômes présentés par ces cobayes, notant soigneusement la date de leur mort et les lésions relevées à l'autopsie.

Il est classique d'admettre que, dans ces conditions, les bacilles de Klebs-Lœffler tuent le cobaye en un jour en moyenne, 3 à 5 jours au maximum. Un bacille n'ayant pas tué en 8 jours, pour la plupart des auteurs, peut être regardé comme un « pseudo-diphtérique ». Malgré cela, nous avons conservé, pendant des mois, tous nos cobayes survivants, ce qui nous a permis d'observer plusieurs faits intéressants, sur lesquels nous aurons à revenir.

Nous ne nous sommes pas toujours borné à inoculer nos cultures à la dose d'un centimètre cube. Pour les bacilles très virulents, nous avons cherché à déterminer la dose mortelle minima (1/2, 1/4, 1/10 c.c.) Au contraire, pour les bacilles qui nous ont d'abord paru dépourvus de virulence, nous avons essayé des doses plus fortes (5 à 10 c. c.), ou bien nous avons choisi des animaux plus sensibles (moineau), ou bien encore nous avons tenté de les renforcer articiellement par des procédés que nous indiquerons plus loin.

Dans tous les cas, les autopsies des animaux morts ont été soigneusement faites, et les lésions classiques de la diphtérie expérimentale attentivement recherchées : œdème local, congestion des capsules surrénales, pleurésie, etc.

I. — *Recherche de la toxicité.*— Pour tous nos bacilles, nous avons étudié l'action des produits solubles sur l'animal. Pour cela, après huit jours de séjour à l'étuve à 37°, nous avons filtré nos cultures en bouillon sur bougies de KITASATO et inoculé le liquide filtré, à la dose d'un centimètre cube, à des cobayes de 350 grammes. La plupart mouraient en 24 à 36 heures, tous étaient autopsiés. Les survivants étaient conservés. Les liquides filtrés paraissant très toxiques étaient injectés à faibles doses (1/50e de cc.) ; les liquides filtrés paraissant d'abord non toxiques étaient injectés à doses massives (10 cc.) ; nous reviendrons sur les résultats obtenus.

J. — *Recherche de la spécificité par l'action du sérum.* - Nous avons recherché l'action du sérum sur les inoculations de cultures complètes (épreuve de SPRONCK) et sur les injections de cultures *filtrées* de nos bacilles, prouvant ainsi pour chacun d'eux, lorsqu'il était actif, la spécificité de son pouvoir pathogène.

Plus loin, nous parlerons longuement de l'épreuve de SPRONCK (97, 98), qui consiste à injecter préventivement, six heures avant l'inoculation sous-cutanée de 2 cc. de culture de 24 heures au cobaye de 350 gr., un centimètre cube de sérum anti-diphtérique sous la peau ; dans ces conditions, d'après l'auteur de la méthode, le bacille diphtérique vrai est absolument inoffensif, le bacille pseudo-diphtérique, au contraire, peut donner de l'œdème local.

Nous avons appliqué cette méthode à l'étude du pouvoir toxique de nos cultures filtrées ; nous injections un centimètre cube de sérum anti-diphtérique, puis, six heures plus tard, un centimètre cube de *toxine*, sous la peau d'un cobaye de 350 gr., comme nous le dirons plus longuement tout-à-l'heure.

K. — *Recherche de l'agglutinabilité.* — A l'exemple de NICOLAS, nous avons étudié l'action agglutinante du sérum antidiphtérique *in vitro* sur les cultures de bacilles de KLEBS-LOEFFLER, soit *déjà développées*, soit *en voie de développement*. Nous avons étendu cette recherche aux cultures de bacilles « pseudo-diphtériques ».

Comme nous le répèterons plus loin, nous nous sommes servi le plus souvent de cultures de huit jours en bouillon de bœuf peptoné, rendues homogènes par agitation quotidienne, que nous additionnions de sérum dans la proportion d'1/5 à 1/20, et que nous observions macroscopiquement après une demi-heure, deux heures et vingt-quatre heures de contact.

L. — *Recherches spéciales*. — Nous ne ferons que mentionner ici, devant y revenir avec de longs développements, les cultures que nous avons faites sur des *milieux spéciaux*, tels que gélatine, gélose, pomme de terre, lait, bouillon tournesolé, sérum anti-diphtérique, toxine diphtérique, etc., les cultures *dans le vide*, etc. Nous ne parlerons pas plus longuement ici de nos *tentatives d'exaltation* de bacilles dits « pseudo-diphtériques » par cultures en sacs de collodion dans le péritoine du lapin, par réensemencements fréquents en bouillons nutritifs, par association avec le staphylocoque doré, etc.

Ces questions, et d'autres encore que nous nous sommes posées, méritent de prendre place dans des chapitres spéciaux : nous leur donnerons plus loin tout le développement qu'elles comportent.

CHAPITRE V

Le bacille de Klebs-Lœffler
(Bacille diphtérique vrai)

L'agent pathogène de la diphtérie (*bacillus diphtheriæ*, *Corynebacterium Diphtheriæ* des Allemands, (Migula (124), Lehmann et Neumann (185), vu pour la première fois d'une façon certaine par Klebs dans les fausses membranes en 1883, retrouvé et bien étudié par Lœffler (3), puis par Roux et Yersin (12, 17,28), est un *aérobie facultatif*, mais ne donnant que de maigres cultures à l'abri de l'air.

Sa végétation rapide sur le *sérum* de cheval ou de bœuf solidifié est, nous l'avons dit, un de ses caractères les plus importants : à 35°, dès la 15e heure, on voit apparaître sur ce milieu d'abondantes colonies rondes, d'un blanc grisâtre, opaques au centre, sortes de taches de bougie de la grosseur d'une tête d'épingle. L'*agar* se couvre de colonies en 24 heures, la *gélatine* en 2 jours, et *n'est pas liquéfiée*. En *bouillon*, le trouble, ordinairement léger, n'apparaît que vers la 24e heure, et, le plus souvent, un voile pelliculaire mince se forme à la surface, adhère aux parois, puis se sédimente au fond du vase.

+ 35° est la *température optima*, mais la température eugénésique oscille entre 20 et 42° centigrades ; 60° pendant une demi-heure, 95° pendant cinq minutes sont des températures mortelles.

Les milieux sont rapidement acidifiés et virent au rouge s'ils sont additionnés de teinture de tournesol (Escherich (41), Cobbett (1), Martin (188). La réaction de l'*indol* n'est pas produite, sauf parfois dans de très vieilles cultures (Palmirski et Orlowski (2).

Le bacille de Klebs-Lœffler, vu *au microscope*, est un bâtonnet *immobile*, et par conséquent dépourvu de cils, aux extrémités arrondies. Il est tantôt droit, tantôt légèrement incurvé, quelquefois renflé au centre en forme de navette, plus souvent renflé aux deux bouts comme un biscuit, une semelle ou une haltère, plus rarement renflé en un seul pôle en forme de poire, de battant de cloche ou de massue. Ce dernier aspect répond aux *formes d'involution* du bacille, mais, Babès (4) est seul à prétendre que le bacille diphtérique possède des *spores* décelables. De même Boni (199) est seul à lui décrire une *capsule*.

(1) L. Cobbett. — Contribution à l'étude de la physiologie du bacille diphtérique. *Ann. de l'Inst. Pasteur* 1887, 251.

(2) Palmirski et Orlowski. — Sur la réaction rouge d'indol du bacille diphtérique. *Medycyna*, 1895, 16 février.

Bien coloré par la plupart des couleurs basiques d'aniline, en solution hydro-alcoolique, il est imprégné plus rapidement que les autres microbes de la bouche ou du nez par le bleu de méthylène alcalinisé de Lœffler, ou par le bleu de Roux, dont nous avons donné les formules.

Il prend le Gram, soit d'après le procédé primitif, soit d'après celui de Nicolle Il est décoloré par la méthode de Ziehl.

Les éléments observés ne se colorent d'ailleurs pas toujours absolument de la même façon. Ceci, joint à ce que les bacilles se groupent différemment dans les bouillons, et surtout à ce qu'ils n'ont pas tous les mêmes dimensions, fait admettre en général que l'agent de la diphtérie peut revêtir deux formes distinctes : la forme longue et la forme courte, que nous avons déjà signalées.

Le *bacille diphtérique long* est le bacille typique : comme le bacille tuberculeux de Koch, il est à la fois long et grêle, mesurant 3 μ 5 sur o μ 7, et se présente comme granuleux après coloration ; dans les cultures liquides, ses éléments sont irrégulièrement enchevêtrés, comme le seraient des épingles répandues au hasard.

Le *bacille diphtérique court* est plus trapu que le précédent : ses dimensions sont 2 μ 5 sur o μ 6 ; il se colore d'une manière homogène ; en bouillon, ses éléments sont isolés, ou groupés deux à deux pour former un accent circonflexe (Λ) ou un V, un L ou un Y, ou bien accolés plusieurs ensemble en faisceaux parallèles formant palissade.

Entre ces deux formes existent tous les intermédiaires, si bien que L. Martin (38) a pu décrire une troisième forme, ou *forme moyenne*. Leurs différences morphologiques ne comportent d'ailleurs aucune différence de virulence et de toxicité, et le fait que l'on peut observer sur le même sujet, successivement ou simultanément, des bacilles de toutes dimensions, prouve bien que ce sont simplement des variétés d'une même espèce, et que l'on ne peut guère, comme on l'avait fait, baser sur ces différences de formes des différences de gravité : les angines à bacilles courts, quoiqu'on en ait dit, ne sont pas moins dangereuses que les angines à bacilles longs.

La *virulence* du bacille de Klebs-Loeffler se recherche surtout par l'inoculation au cobaye : sous la peau, un centimètre cube de culture de 24 heures en bouillon tue un cobaye moyen en 18 heures environ. Le lapin est moins sensible ; le chien, les petits oiseaux surtout le sont notablement ; la souris est réfractaire. Les lésions constatées à l'autopsie consistent en un œdème local plus ou moins considérable, accompagné d'eschare lorsque la survie a été suffisante, et en une congestion viscérale généralisée, parfois avec ulcérations intestinales. Les inoculations intra-veineuses ou intra-péritonéales sont également positives. Par injection intra-trachéale, après excoriation de la muqueuse, on peut déterminer la production de fausses membranes.

Les cultures en bouillon, filtrées sur bougie Chamberland après huit jours d'étuve, contiennent une *toxine* très puissante dont nous devons l'étude à

ROUX ET YERSIN. Injectées par les mêmes voies, aux mêmes animaux que les cultures complètes, ces cultures filtrées sont ordinairement beaucoup plus actives, tuant le cobaye à 1/50e de centimètre cube. De faibles doses, permettant la survie, produisent des paralysies, analogues à celles que l'on observe en clinique. Les lésions observées à la suite d'injections mortelles de toxine au cobaye, l'animal de choix, sont surtout la congestion des capsules surrénales et la présence d'un épanchement séreux dans les deux plèvres.

On peut d'ailleurs empêcher les injections de toxine ou de culture de déterminer ces lésions, et d'entraîner la mort de l'animal, en injectant préventivement ou curativement sous la peau une dose suffisante de *sérum anti-diphtérique*, dont la découverte est due à BEHRING ET KITASATO (1), à ROUX (2), et qui n'est autre chose que du sérum de cheval progressivement immunisé par des injections sous-cutanées de toxine diphtérique.

Nous arrêterons là, pour le moment, l'étude du bacille de KLEBS-LŒFFLER, que nous serons appelé à compléter : c'est ainsi que nous aurons à parler de ses *habitats naturels* à propos de ceux du bacille « pseudo-diphtérique ». Mais, avant d'aller plus loin, nous retiendrons surtout les deux caractères fonda-

(1) E. BEHRING und KITASATO. — Ueber das Zustandekommen der Diphtherie immunität bei Tieren. *Deutsche Med. Wochen*, 1890.

(2) ROUX.— Congrès de Budapesth. *Ann. de l'Inst. Pasteur*, 1894.

mentaux, pour la définition et la diagnose du bacille de la diphtérie, caractères que nous avons signalés déjà, mais que l'on ne saurait trop répéter :

1° Coloration par la méthode de Gram.
2° Végétation en 15 heures, sur sérum solidifié.

CHAPITRE VI

Variations morphologiques et biologiques du bacille de Klebs-Lœffler.

Dans le chapitre précédent, nous avons décrit le bacille classique de la diphtérie, avec les caractères que lui reconnaissent tous les auteurs. Déjà, par cette description, on a pu voir que certains de ces caractères ne sont pas absolument fixes, que les dimensions du bacille, par exemple, sont variables, ainsi que sa forme, son mode de groupement, etc., et que les chiffres traduisant sa virulence et sa toxicité oscillent entre certaines limites. L'étude de ces variations est de première importance dans la question qui nous occupe, car elle conduit tout naturellement à parler, à propos des bacilles peu virulents, des bacilles dénués de toute virulence et dits « pseudo-diphtériques ». Nous devons donc nous arrêter sur quelques points de détail.

I. — POLYMORPHISME DU BACILLE DIPHTÉRIQUE.

Le polymorphisme des bactéries en général est une vérité bien connue, surtout depuis les travaux de METCHNIKOFF (1). Pour n'avoir pas été observés directement sous leurs différents aspects aussi bien que le *bacillus anthracis* et les autres organismes sporulés, la plupart des microbes n'en sont pas moins réputés pour n'être pas absolument fixes dans leurs formes et dans leurs dimensions. C'est le cas du bacille d'EBERTH, du coli-bacille, du bacille de KOCH lui-même, et de beaucoup d'autres. La morphologie a perdu, de ce fait, une grande partie de son importance dans la détermination des espèces.

Pour le bacille diphtérique, outre la question des *formes d'involution et des spores*, dont nous avons déjà parlé, on a signalé récemment des *formes mycéliennes*, actinomycosiques, ramifiées, existant surtout dans les cultures sur blanc d'œuf cuit, et permettant de rapprocher le microbe de la diphtérie du genre streptothrix (BABÈS (3), KLEIN (24), FRÆNKEL (2), BERNHEIM et FOLGER (3), KANTHACK (88),

(1) El. METCHNIKOFF. — Contribution à l'étude du pléomorphisme des bactériens. *Ann. de l'Inst. Pasteur*, 1889, 61.

(2) C. FRŒNKEL. — Eine morphologische Eigenthümlichkeit des Diphtheriebacillus. *Hyg. Rundsch.*, 1895.

(3) J. BERNHEIM et C. FOLGER. — Ueber verzweigte Diphtheriebacillen. *Centralbl. f. Bakt.*, 1896, XX, 1 et 105.

Spirig (1), Concetti (204), Meyerhoff (159), etc.).

Nous ne saurions nous arrêter davantage sur ces transformations d'ordre botanique, d'importance purement théorique. Pour le clinicien, ce qu'il importe de connaître, ce sont les rapports existant entre le bacille diphtérique long et le bacille court, si semblable au pseudo-diphtérique ; ce sont, en d'autres termes, les relations existant entre la morphologie des bacilles et leur virulence.

De l'aveu de tous les auteurs, le bacille long est virulent. Le bacille court doit être regardé comme virulent si l'on en croit la plupart des classiques, et comme cela résulte des observations personnelles que nous relatons plus loin.

Mais *le bacille court est-il aussi actif que le long?* Sa présence implique-t-elle un pronostic aussi grave ? Voilà ce qui est surtout contesté. On a dit, après Martin (38), que les diphtéries à longs bacilles enchevêtrés sont plus graves que les diphtéries à bacilles courts et parallèles (Silberschmidt (2), Lemoine (121), Smith (219), etc.). Nous ne pensons pas que rien puisse être érigé en loi à ce point de vue; notre opinion est basée sur une foule d'observations cliniques et d'expériences de laboratoire, et elle est conforme à celle de nombreux auteurs (Zarniko (18, 19), Ferré et Creignou (111), Gouguenheim et Dutertre (115 et 151), etc.).

(1) W. Spirig. — Die Streptothrix (actinomyces) Natur der Diphtheriebacillus. *Centralbl. f. Bakt.*, 1899, XXVI, 540.

(2) W. Silberschmidt. — Brakteriologisches über Diphtherie. *Münch med. Wochen*, 1895, 185.

D'ailleurs, les deux variétés bacillaires sont-elles aussi séparées cliniquement qu'on veut bien le dire ? Non, semble-t-il, car d'après nos observations, d'après celles de Legendre et Pochon (65), de Barbier et Tollemer (140), elles peuvent coexister chez un même individu, elles peuvent se succéder, la forme longue pouvant faire place à la forme courte aussi bien que la forme courte à la forme longue ; enfin, dans les milieux de culture, on peut passer artificiellement d'une forme à l'autre sans modification notable de la virulence ou de la toxicité.

Bref, il faut considérer le bacille de Klebs-Lœffler comme une espèce microbienne bien définie malgré ses variations morphologiques, affectant deux variétés principales que l'on doit bien connaître en pratique et auxquelles on doit attribuer la même valeur.

II. — Variabilité de la virulence du bacille diphtérique

Si l'on isole un bacille d'une fausse membrane diphtérique, et si, le plus tôt possible après l'isolement, on inocule au cobaye de moyenne grosseur, sous la peau de la cuisse, un centimètre cube de culture pure en bouillon de bœuf peptoné, âgée de 24 heures, on peut obtenir, suivant le pouvoir pathogène du bacille isolé, des résultats extrêmement différents.

Le plus souvent, le cobaye inoculé meurt en 24 à 36 heures, et quelquefois moins, avec les lésions classiques de la diphtérie. Mais, si le bacille est peu virulent, la mort ne survient qu'au bout de 3, 5 et même 7 jours. Au-delà de ce terme, il peut arriver que des cobayes ayant survécu succombent encore, mais, dans ces cas, ils périssent amaigris, cachectiques, sans présenter aucune lésion bien nette permettant d'affirmer l'infection ou l'intoxication diphtérique. C'est, du moins, ce qui ressort de nos expériences, et nous admettons, pour notre pratique, comme du reste la plupart des auteurs, que le bacille de KLEBS-LŒFFLER classique, aux doses habituelles, ne doit pas mettre plus de 8 jours pour tuer le cobaye.

Cette recherche de la virulence concorde-t-elle avec la gravité de la maladie ? On admet, en général (MARTIN (98), que la virulence des bacilles est grande quand on s'adresse à des diphtéries très graves, que dans les diphtéries bénignes il existe des bacilles de virulence moyenne et des bacilles non virulents, enfin, que dans la bouche des personnes saines ou atteintes d'angines banales, on ne trouve que des bacilles non virulents, ou capables seulement de donner un peu d'œdème au cobaye (bacilles pseudo-diphtériques).

Il résulte de nos observations que la concordance entre l'expérimentation et la clinique est loin d'être aussi parfaite, et il est assez important de signaler ce fait au point de vue hygiénique et prophylactique pour que nous y revenions plus loin longuement.

Il n'est, d'ailleurs, pas surprenant qu'il n'y ait pas correspondance absolue entre la virulence d'un bacille pour le cobaye et son pouvoir pathogène pour l'homme. La virulence d'un même échantillon de bacille peut subir des fluctuations sous des influences moins importantes que celles d'un changement de terrain ; elle peut spontanément ou artificiellement éprouver des modifications considérables.

Dans les laboratoires, par exemple, on assiste, dans cet ordre d'idées, à des phénomènes *spontanés* fort curieux dont on ne saisit pas toujours très bien les raisons intimes. Une légère modification dans la composition du bouillon, à plus forte raison un changement de milieu font parfois brusquement baisser la virulence d'un bacille que l'on entretenait soigneusement. Et cette diminution de virulence n'est pas comparable à celle qui résulte du simple vieillissement d'une culture, qu'un seul réensemencement suffit à racheter ; elle est réelle, héréditaire pour les cultures filles, et ce n'est qu'au bout d'un grand nombre de repiquages fréquents dans le même milieu nutritif, que le bacille, enfin accoutumé, récupère toute sa virulence.

Expérimentalement, on peut obtenir à volonté, comme nous l'ont appris les travaux de Roux et Yersin (28), des modifications analogues : on peut atténuer un bacille virulent. Il faut bien s'entendre sur le mot *atténuation ;* l'atténuation doit être héréditaire pour être véritable ; une culture est atténuée quand, ensemencée, elle donne une culture nouvelle atténuée comme elle ; une culture n'est pas atténuée parce qu'elle est vieille et ne végète plus sous la peau du cobaye qu'elle laisse survivre, si, renouvelée, elle peut encore donner une culture jeune mortelle.

L'atténuation des bacilles diphtériques virulents a été obtenue, par Roux et Yersin (28), par cultures dans un courant d'air; la dessication combinée à l'action de l'air produit le même résultat, sans porter atteinte à la végétabilité. Dans une thèse inspirée par le Professeur Arloing, Neumann (1) a prouvé que l'air comprimé, tout en retardant la prolifération d'une culture de diphtérie, atténue sa virulence après un premier temps d'exaltation et gêne la production de la toxine active.

Obtenue dans ces conditions, l'atténuation est véritable, héréditaire. Roux et Yersin (28), associant le virus diphtérique atténué au streptocoque de l'érysipèle, ont vu leurs bacilles récupérer leur virulence première. Ces faits démontrent qu'il n'y a aucune différence de nature, parmi les microbes retirés des fausses membranes diphtériques, entre les bacilles très virulents et les bacilles peu virulents.

De là, faut-il conclure que les microbes non virulents ressemblant au bacille de Klebs-Loeffler ne sont autre chose que des bacilles atténués? C'est ce que nous nous demanderons dans la suite, mais à l'heure actuelle, nous ne sommes pas en demeure de l'affirmer. En effet, malgré tous leurs efforts, Roux et Yersin (28) n'ont pu conférer la virulence à un bacille totalement inactif. Il est vrai qu'ils ont

(1) A. Neumann. — De l'influence de la tension gazeuse sur les microbes. *Th. de Lyon*, 1897-1898, nº 79.

atténué des bacilles pathogènes au point de leur faire perdre toute virulence, si bien que toutes les tentatives en vue d'une exaltation ultérieure sont demeurées inutiles. Mais s'ils paraissent avoir pu, du bacille de Klebs-Loeffler, passer au bacille « pseudo-diphtérique », ils n'ont certainement pas réalisé le passage inverse.

Ce que nous avons dit de la virulence, nous pourrions le dire aussi de la *toxicité* : tel bacille très toxique peut devenir spontanément ou artificiellement dénué de tout pouvoir toxigène ; un bacille non toxique dans certaines conditions le sera dans d'autres. Nous reviendrons sur ce sujet et nous essaierons de prouver qu'un bacille inactif peut être transformé en bacille toxique et virulent. Nous devons, au préalable, étudier de près ces bacilles inactifs.

CHAPITRE VII

Le bacille pseudo-diphtérique classique (Bacille d'Hofmann).

I. — Examen macroscopique des cultures.

A. — *Aérobiose.* — Le bacille pseudo-diphtérique d'Hofmann, *Corynebacterium pseudo-diphtericum* des Allemands, (Migula 124, Lehmam et Neumam (185), est un aérobie facultatif. Aérobie de préférence, il peut cependant donner de maigres cultures à l'abri de l'air. Celles-ci sont moins abondantes toutefois que celles du bacille de Klebs-Loeffler, à l'inverse de ce qui se passe pour les cultures à l'air libre.

B. — *Rapidité et durée de la végétation.* — Les premiers signes appréciables de végétation apparaissent plus ou moins tôt après l'ensemencement, suivant la composition des milieux. Les cultures sur sérum de bœuf ou de cheval solidifié sont les premières à donner des colonies apparentes : en 15 à 20 heures, à l'étuve à + 35 ou 38° centigrades, on les voit apparaître, moins abondantes que celles du bacille de KLEBS-LŒFFLER, mais beaucoup plus précoces que celles des autres microbes de la bouche ou du nez. Viennent ensuite, comme *milieux solides*, et par ordre décroissant de rapidité à se couvrir de colonies, le sérum agar de Joos (20 heures) la gélose glycérinée ou non glycérinée (24 heures), la pomme de terre (40 heures) la gélatine (48 heures).

Comme *milieux liquides*, c'est vers la 24e heure que le bouillon commence à se troubler, qu'il soit peptoné, glycériné ou additionné de liquide ascitique.

L'absence d'oxygène retarde la végétabilité. La conservation de celle-ci est très prolongée, atteint et dépasse six mois pour les cultures liquides conservées à l'abri de la lumière.

C. — *Limites des températures eugénésiques.* — La température *optima* est de 35°. Au-dessus de 42°, on ne trouve plus aucune trace de végétation. A 18 ou 20°, contrairement à celles du bacille de KLEBS-LŒFFLER, les colonies peuvent encore se développer notablement ZARNIKO (18 et 19), ESCHERICH (22), mais toute végétation cesse au-dessous de 15°.

D. — *Limites des températures mortelles.* — Les températures basses n'ont aucune action destructive, comme c'est la règle pour les espèces microbiennes. Par contre, des cultures chauffées au bain-marie à 95° pendant 5 minutes, ou à 60° pendant une demi-heure ne sont plus capables de végéter; la chaleur humide les tue en dix minutes à 68°.

E. — *Aspect des cultures liquides.* — Le *bouillon* présente le plus souvent un trouble uniforme, léger au bout de 24 heures, considérable après deux jours, rarement un voile pelliculaire mince et fragile flottant à sa surface comme dans les cultures du bacille de KLEBS-LŒFFLER; plus tard, il s'éclaircit et un dépôt pulvérulent blanc grisâtre se forme au fond du récipient, plus épais que celui du bacille diphtérique (ZARNIKO) (18, 19).

Le *lait* n'est pas coagulé.

F. — *Aspect des colonies sur milieux solides.* — Le *sérum* solidifié se couvre dès la 16e heure de sortes de taches de bougie blanc grisâtre, rondes, moins abondantes ordinairement que celles du bacille de KLEBS-LŒFFLER (ROUX et YERSIN) (28), mais ayant comme elles au début les dimensions d'une tête d'épingle, puis devenant plus larges et plus saillantes avec centre opaque plus épais que la périphérie.

La *gélose*, surtout si elle est glycérinée, ensemencée en stries, se couvre, en 24 à 36 heures de raies blanches dues à la confluence des colonies, qui deviennent bientôt brunâtres (ESCHERICH) (22).

Sur *pomme de terre*, la végétation est peu visible à l'œil nu, mais le liquide placé au fond du tube de ROUX devient louche.

Sur *gélatine*, les colonies sont tardives, petites, sèches, rares, plus abondantes cependant que celles du bacille diphtérique (ZARNIKO (18, 19), ESCHERICH (22); la liquéfaction ne se produit pas.

Sur *blanc d'œuf cuit*, contrairement aux colonies du bacille de KLEBS-LŒFFLER (SAKHAROFF) (1), celles du bacille d'HOFMANN ne seraient pas colorées (GELPKE) (80).

G. — *Pouvoir chromogène.* — ZUPNICK (133), EYRE (205) ont vu quelques échantillons de bacilles pseudodiphtériques pousser sur certains milieux solides en colonies rouges ou jaunes. Nous reviendrons sur ce fait, que nous avons vérifié dans des cas très rares; en règle générale les colonies sont blanches ou d'un blanc grisâtre

H. — *Odeur.* — Ordinairement nulle, ou à peu près. Une seule fois, nous avons isolé un bacille ayant tous les caractères de celui d'HOFMANN, et donnant aux bouillons une très forte odeur de putréfaction ; nous reviendrons sur ce fait exceptionnel.

I. — *Réactions spéciales.* — D'après ESCHERICH, les milieux additionnés de *tournesol* (bouillon, agar, gélatine) demeurent violets puis deviennent bleus, contrairement à ce qui se passe pour le bacille de KLEBS-LŒFFER, qui les rougit en les acidifiant.

De même que ce bacille, le pseudo-diphtérique ne donne pas la réaction de *l'indol.*

J. — *Action particulière sur certains milieux spéciaux.* — La gélatine, la gélose, le sérum ne sont *pas liquéfiés.*

Le lait n'est *pas coagulé.*

K. — *Sporulation.* — Le fait que les cultures sont

(1) N. SAKHAROFF. — Simplification du diagnostic bactériologique de la diphtérie. *Ann. de l'Inst. Pasteur*, 1892, 451.

facilement tuées par le chauffage tend à faire rejeter l'hypothèse de la présence de spores dans ces milieux. Cependant, le bacille d'HOFMANN résiste bien au vieillissement, à la lumière, aux antiseptiques, etc. Une variété sporogène aurait été vue par DE SIMONI (167).

II. — CARACTÈRES MICROSCOPIQUES DU MICROBE.

A. — *A l'état vivant.* — Sans coloration ou après imprégnation légère de solutions colorantes très diluées, le microbe vivant se présente généralement sous la *forme* d'un bâtonnet parfois légèrement renflé en navette, absolument *immobile*, court, trapu, ayant les mêmes *dimensions* que le bacille court de KLEBS-LŒFFLER, soit 1 μ, 5 à 2 μ de longueur sur 0 μ, 7 de largeur, et terminé comme lui par des extrémités arrondies.

Le mode de *groupement* le plus ordinaire est aussi commun aux deux espèces : les éléments bacillaires, surtout dans les cultures liquides, sont le plus souvent isolés, ou groupés par deux en V ou en accent circonflexe, ou encore accollés les uns aux autres en palissade.

B. — *Coloration après fixation.* — Le bacille pseudo-diphtérique se colore également bien par la plupart des couleurs basiques d'aniline généralement employées, telles que le violet de gentiane ou la fuchsine, en solutions hydro-alcooliques, mais plus intensément et plus rapidement encore, lorsqu'on fait agir sur lui la solution alcaline de bleu de méthylène de LŒFFLER, ou mieux, la solution de ROUX au violet dahlia et au vert de méthyle.

Traités par la solution iodo-iodurée forte de LUGOL, selon la méthode de GRAM-NICOLLE, tous les éléments conservent leur coloration par le violet phéniqué, malgré l'action de l'alcool-acétone au tiers : *le bacille pseudo-diphtérique prend donc le Gram.*

La méthode de ZIEHL-NEELSEN, par contre, n'est pas applicable ici : les éléments colorés par la fuchsine phéniquée ne résistent pas à la décoloration par l'acide sulfurique au quart (procédé primitif de ZIEHL) ou par l'acide lactique (procédé de HAUSER).

La recherche des *spores*, des *capsules*, ou des *cils* est toujours négative. (DE SIMONI (167), aurait cependant vu une variété sporogène, et BONI (199), aurait réussi à mettre en évidence des capsules). Mais il n'est pas rare de rencontrer, dans les cultures un peu vieilles, certaines formes intermédiaires entre la spore et la bactérie adulte normale, formes de résistance aux causes de destruction, formes capables de prolonger la vitalité des cultures, en un mot *formes d'involution*. C'est ainsi que, dans certaines cultures âgées exposées à l'air, à la lumière, au froid, ou bien dans des milieux peu nutritifs, on trouve des bacilles très déformés, inégalement renflés ou contournés, en C, en S, en navette, en massue, en battant de cloche, etc. Ces éléments se colorent assez mal, inégalement, ne gardent pas très bien ni très également le Gram. Mais ils peuvent, réensemencés au bout de plusieurs mois, donner naissance à des colonies jeunes d'individus parfaitement normaux.

III. — Effets sur l'animal.

D'après la plupart des auteurs classiques, et par définition pour ainsi dire, les cultures de bacilles pseudo-diphtériques sont absolument sans action sur le *cobaye,* même à la dose de 5 centimètres cubes. Spronck signale cependant la production fréquente d'un œdème, ordinairement léger, parfois assez marqué, au point d'inoculation, disparaissant en 48 heures, et, avec des doses de 3 centimètres cubes, l'apparition de symptômes généraux, d'amaigrissement en particulier. D'après lui, le sérum anti-diphtérique n'aurait aucune action préventive sur ces accidents.

Le lapin, *le chien*, *la souris*, ne sont pas sensibles aux inoculations.

Le *moineau*, entre les mains de Martin (130), le calfat, entre les mains de Simonin et Benoit (168), se sont montrés sensibles aux injections de cultures, et le sérum antidiphtérique aurait été trouvé préventif dans ces expériences. Nous reviendrons sur ce sujet. Quoi qu'il en soit, il est classique d'admettre que le principal caractère du bacille pseudo-diphtérique est son innocuité pour les animaux.

IV. — Produits solubles.

Les cultures filtrées de bacilles pseudo-diphtériques sont absolument inoffensives pour les animaux, même à doses élevés : le bacille d'Hofmann, ne fabrique pas de toxine. Telle est du moins l'opinion classique ; nous devrons plus loin y faire quelques restrictions.

En résumé, le bacille pseudo-diphtérique classique a pour caractères principaux :

La coloration par la méthode de Gram;
La végétation en 15 heures sur sérum solidifié.
L'absence de virulence pour le cobaye.

Apparemment, ce dernier caractère le sépare du bacille de Klebs-Lœffler d'une manière absolue. Nous verrons si cette séparation doit demeurer aussi tranchée, ou bien si d'autres faits nous permettent d'en constater la valeur.

CHAPITRE VIII

Fréquence et habitats naturels des Bacilles dits « pseudo diphtériques ».

L'existence d'un bacille saprophyte possédant, sauf la virulence, tous les caractères de l'agent pathogène de la dipthérie constitue, nous l'avons vu, la principale difficulté, la seule pourrions-nous dire, du diagnostic bactériologique de cette maladie. Si, pourtant, ce microbe se rencontrait rarement, cette difficulté serait de peu d'importance en pratique et ne devrait être prise en considération que dans des cas exceptionnels.

Quelle est donc, d'après les auteurs et d'après nos statistiques personnelles, la fréquence des bacilles dits « pseudo-diphtériques ».

I.— Fréquence des bacilles dits « pseudo-dipthériques » d'après les observations des auteurs

La plupart des auteurs qui se sont occupés de la bactériologie des diphtéries larvées, des diphtéries prolongées, des cavités saines, etc, se sont contentés, le plus souvent, d'examiner morphologiquement leurs cultures et ont été conduits inévitablement à donner le nom de bacilles de « KLEBS-LŒFFLER » à des bacilles non virulents. C'est ainsi que les recherches de TÉZENAS DU MONTCEL (57) et de beaucoup d'autres ont été faites sans inoculation. Certains avouent n'avoir cherché la virulence que dans un petit nombre de cas : SILBERSCHMIDT (1), sur 45 sujets, a retrouvé l'agent pathogène 26 fois, et dans 6 cas où il a pratiqué l'inoculation, 5 fois il a déterminé la mort du cobaye ; ULMANN ET OPPENHEIM (170), chez 140 enfants guéris, disent avoir rencontré le bacille de KLEBS-LŒFFLER dans 15 % des cas, mais sur 6 cas dans lesquels ils recherchèrent la virulence, une fois celle-ci faisait totalement défaut ; GOSETTI ET IONA (150), dans 22 cas de conjonctivite pseudo-membraneuse, ont cherché la virulence 22 fois et l'ont trouvée positive 6 fois ; PRIP (243, 244), qui a vu les bacilles persister dans la moitié de ses cas, a inoculé 8 bacilles seulement, alors que 60 convalescents en portaient, et 2 fois il a constaté la disparition graduelle de la virulence.

La première statistique ayant pour objet la détermination systématique de la présence des bacilles dits « pseudo-diphtériques » est celle d'HOFMANN (10) ; ces microbes furent décelés par lui 25 fois chez 45 sujets bien portants, 6 fois chez huit diphtériques.

(1) SILBERSCHMIDT. — Bakteriologisches ueber Diphtherie. *Münch, med. Wochen*, 1895, 185.

Escherich (22) donne une proportion bien moindre : dans 320 examens de bouches saines ou malades, 13 cas seulement lui ont paru positifs, soit 2 sur 70 enfants à Munich, 11 sur 250 enfants à Gratz, deux de ceux-ci étant atteints de faux croup.

Voici les chiffres obtenus par Roux et Yersin (28).

Dans un hôpital d'enfants......	45	examens	15	cas positifs
Dans une école de village au bord de la mer..............	59	—	26	—
Angines simples..............	6	—	2	—
Rougeoles....................	7	—	5	—

La statistique de Beck (20) est à rapprocher de la précédente; les bacilles dits « pseudo-diphtériques » furent trouvés par cet auteur.

22	fois	chez 66 enfants bien portants.
5	—	dans 17 angines folliculaires.
9	—	dans 24 angines catarrhales.

Feer (52), chez 30 enfants malades, dit avoir trouvé trois fois le bacille de Klebs-Lœffler, et deux fois le « pseudo-diphtérique ».

Les mille observations de Levrey et Piatot (1) n'ont trait qu'à des gorges saines, et 40 d'entre elles sont positives.

Les recherches de Gladin (63) ont porté sur 20 convalescents guéris de diphtérie; à côté de quatre

(1) Levrey et Piatot cités par Variot (171).

bacilles pathogènes, ils ont vu cinq fois le « pseudo-diphtérique ».

SEVESTRE et MÉRY (66) examinant bactériologiquement la gorge de dix diphtériques dont les fausses membranes avaient disparu, outre trois résultats négatifs, décelèrent quatre fois le « pseudo-diphtérique » et trois fois le bacille de KLEBS-LOEFFLER.

AUCHÉ et BRINDEL (103), trouvèrent le bacille d'HOFMANN 20 fois sur 24 cas d'ozène.

SCHANZ (96), dans dix culs-de sac conjonctivaux sains, rencontre quatre fois le « bacille pseudo-diphtérique du xérosis ».

La proportion donnée par GLUCKSMANN (114) est de 31 o/o (258 fois sur 783 recherches).

GRENET et LESNÉ (152), sur vingt bacilles diphtéroïdes isolés de seize cas de coryza purulent non pseudo-membraneux de l'enfant, n'en trouvent que huit capables de tuer le cobaye.

KURTZ (157) signale la présence de bacilles inactifs à côté de bacilles virulents chez un cinquième des diphtériques.

Sur 42 échantillons isolés de divers processus diphtériques, SLAWYK et MANICATIDE (169) ont trouvé 4 bacilles d'HOFMANN et 38 bacilles diphtériques.

KOBER (183) qui, chez les individus vivant au contact des diphtériques, a trouvé des bacilles, toujours virulents, dans 8 o/o des cas, dit que, sur 15 bacilles rencontrés chez 600 personnes n'ayant eu aucun contact suspect, 10 étaient dénués de virulence.

DE SIMONI (192), dans le mucus nasal de 49 sujets, a vu le bacille d'HOFMANN trois fois chez les individus sains, et dix-huit fois au cours de lésions chroniques.

Enfin Richardière et Tollemer (188) se sont livrés à des recherches analogues, dont voici les résultats.

Sur le personnel de l'hôpital Trousseau : 16 examens, dont 10 de mucus nasal, 43 cas positifs.

Dans une école de Paris : 6 examens, 5 cas positifs.

En somme, grande variabilité dans les résultats des auteurs. Voyons maintenant les nôtres.

II. — Fréquence des bacilles dits « pseudo-diphtériques » d'après nos observations personnelles (1).

Nous avons eu, du 31 janvier au 8 mars 1899, l'occasion de cultiver les sécrétions amygdaliennes et nasales de tout un service d'enfants convalescents, celui du Dr Chatin, à l'asile P.-M. Perret, dans lequel 3 cas de diphtérie et plusieurs cas suspects s'étaient produits. Depuis, 4 cas de diphtérie nasale s'étant déclarés chez des typhiques du Dr Josserand, à l'Hôtel-Dieu, nous procédâmes à des recherches analogues sur tous les malades de la salle contaminée. Nous avons tenu, à titre de comparaison, à faire des examens semblables dans quelques cas d'angine érythémateuse banale et sur les gorges saines de toutes les malades de la salle Montazet, dans le service du Professeur Renaut, dont nous

(1) Voyez Bibliographie 202, 212, 213.

avions alors l'honneur d'être l'interne. Enfin nous avons étendu notre étude aux angines et aux laryngites les plus suspectes, prises isolément au moment où elles se présentaient dans le service du Dr Rabot à la Charité. La plupart de nos résultats ont été publiés déjà *in extenso* ; ils figurent, d'ailleurs, avec plus de détails au chapitre XI, consacré à nos observations et pièces justificatives ; ici, nous nous bornerons à les résumer, dans leur ensemble, par des chiffres.

A. *Enfants convalescents (service du Dr Chatin à l'asile P.-M. Perret). Contact avec des diphtériques* :

2 diphtéries confirmées, 12 angines suspectes;
9 coryzas légers, 52 gorges saines.

Les bacilles dits « pseudo-diphtériques » ont été trouvés dans les proportions suivantes :

5 fois sur 14 cas d'angine, dont 2 diphtériques (cliniquement et bactériologiquement).
6 fois sur 9 cas de coryza (mucus nasal ensemencé);
6 — sur 52 cas où la gorge était saine ;
17 — sur 75 cas au total.

Voici, maintenant, une deuxième série d'examens, très comparable à la première, puisqu'il s'agit d'un milieu contaminé, mais portant sur des adultes :

B. *Hommes adultes, salle de médecine interne (service du Dr Josserand à l'Hotel-Dieu). Contact avec des diphtériques* :

4 diphtéries confirmées, surtout nasales ;
10 gorges et fosses nasales saines.

Ces 14 examens nous ont montré :

Le bacille de Klebs-Lœffler 4 fois dans 4 cas de coryza diphtérique, 1 fois dans une gorge saine ;

Des bacilles « pseudo-diphtériques » dans le nez seul, en l'absence de toute lésion, 6 fois ;

Des bacilles « pseudo-diphtériques » dans le nez et la gorge, en l'absence de lésion, 1 fois.

2 cas ont été entièrement négatifs.

C. *Troisième salle de femmes fiévreuses (service du Pr. Renaut à l'Hôtel-Dieu). 5 cas d'angine érythémateuse. Pas de contact avec des diphtériques.*

4 cas entièrement négatifs ;

Bacille « pseudo-diphtérique » 1 fois (culture de mucus nasal).

D. *Femmes adultes, salle de médecine interne (service du Pr. Renaut à l'Hôtel-Dieu). Gorges et fosses nasales absolument saines. Pas de contact avec des diphtériques.*

Sur 16 examens, nous avons obtenu :

Pour la gorge, des résultats toujours négatifs ;
Pour le nez, 7 bacilles « pseudo-diphtériques ».

E. *Angines ou laryngites suspectes, cas isolés observés à leur admission dans le service du Dr Rabot à la Charité* (15 janvier-15 avril 1900).

Sur 120 examens, nous avons 60 résultats positifs, ainsi répartis :

Bacilles de KLEBS-LŒFFLER dans la gorge....... 33 cas
— — dans le nez.......... 6 cas
Bacilles « pseudo-diphtériques » dans la gorge.. 12 cas
— — dans le nez.... 9 cas
En tout, 21 « pseudo-diphtériques » sur 120 cas.

Au total, nous avons donc rencontré les bacilles dits « pseudo-diphtériques » :

Chez des enfants ayant cohabité avec des diphtériques (tableau A) 17 fois sur 75 cas, c'est-à-dire avec une fréquence de 22,66 o/o ;

Chez des adultes ayant cohabité avec des diphtériques (tableau B), 7 fois sur 14 ; fréquence 50 o/o ;

Dans des cas d'angine simple (tableau C), 1 fois sur 5 ; fréquence 20 o/o ;

Dans la cavité naso-buccale saine, indemne de contage (tableau D), 7 fois sur 16 ; fréquence 43,75 o/o ;

Dans des cas de diphtérie ou de pseudo-diphtérie (tableau E), 21 fois sur 120 ; fréquence 17,5 o/o.

Pour résumer, nous pourrions prendre la moyenne entre les chiffres de nos deux premiers tableaux, comparables entre eux, et des deux suivants, opposables aux premiers. Nous serions ainsi conduit à dire que dans la gorge et les fosses nasales saines ou malades, nous avons trouvé le bacille d'HOFMANN avec une fréquence de :

36,333 o/o au voisinage des diphtériques ;
31,875 o/o à l'abri de tout contact suspect ;
17,500 o/o dans des diphtéries cliniques.

Il résulte de ces statistiques personnelles, comme aussi de la plupart des statistiques antérieures aux nôtres, que les bacilles dits « pseudo-diphtériques » sont loin d'être rares, et, partant, qu'il importe de savoir si l'on doit et comment on peut les différencier du véritable bacille de Klebs-Lœffler. C'est une nouvelle démonstration de l'importance capitale de la question qui nous occupe.

III. — HABITATS NATURELS DES BACILLES DITS « PSEUDO-DIPHTÉRIQUES ».

Nous connaissons la fréquence absolue, pour ainsi dire, des bacilles « pseudo diphtériques ». Il s'agit maintenant de savoir quelle est leur fréquence relative, en d'autres termes, quels sont les endroits où ils pullulent le plus souvent. On conçoit combien notre sujet acquerra encore d'importance, si nous établissons que ces habitats sont précisément les mêmes que ceux du bacille de Klebs-Lœffler. Or, c'est exactement ce qui arrive, et le diagnostic devient, de ce fait, plus difficile, et plus probable la théorie de l'identité des deux espèces.

Nous n'avons pas à revenir longuement sur la présence du bacille d'Hofmann dans la bouche, sur les amygdales, dans le nez : elle est indiscutable, comme nous venons de le voir, dans nombre de cas d'angine pseudo-membraneuse ou banale, de laryngite ou de coryza, et dans les cavités naso-pharyngiennes d'individus sains, soit convalescents de diphtérie, soit vivant au contact de diphtériques, soit même à l'abri de tout contage morbide. Qu'il nous suffise d'ajouter que la présence du bacille saprophyte a été signalée dans le nez et la gorge d'enfants atteints d'angine par Barbier et Tollemer (140), Garratt et Washbourn (179), etc., dans le nez et la gorge d'enfants sains par Prochaska (127), de Simoni (192, 193), etc. Nous reviendrons plus loin sur certains faits tels que ceux de Martha (45), Sevestre et Méry (68), Trumpp (69), Legendre et Pochon (65), etc , dans lesquels le bacille inactif succède au bacille virulent chez le même individu, ou ceux dans lesquels, au contraire, un bacille inactif a paru devenir virulent (Bourges) (36), ou bien encore à ceux de Spronck (29), de Sabatier (95), d'Eyre (205), etc., dans lesquels, au cours d'une même épidémie, des bacilles de Klebs-Lœffler et des bacilles d'Hofmann ont été indifféremment rencontrés.

Chantemesse (32), Lichtwitz (91), Harmer (208) ont signalé la présence de ces derniers à la surface de moignons amygdaliens après l'amygdalotomie, et Legendre et Esmonet (211) les ont vus dans une fausse membrane pharyngienne due à l'ingestion d'un caustique.

Belfanti et della Vedova (72), qui les ont signalés dans les croûtes nasales des ozéneux, vont, ainsi que Pès et Gradenigo (82, 83) jusqu'à conseiller le traitement de l'ozène par le sérum anti-diphtérique (voir thèse de LAUTMANN (120) : il est vrai que, pour PÈS et GRADENIGO (82,83), les bacilles de l'ozène ne prendraient pas le GRAM, et que, pour HEBERT (1), le vrai microbe de l'ozène ne serait autre qu'un bacille de FRIEDLANDER dépourvu de propriétés pyogènes.

Quoi qu'il en soit, la présence de « pseudo-diphtériques » dans la gorge et dans le nez est indiscutable (AUCHÉ et BRINDEL) (103). Nous reviendrons plus loin sur leur fréquence plus grande dans les fosses nasales (chapitre XI).

On a également signalé l'existence de bacilles prenant le GRAM sur la conjonctive saine ou malade (KUSCHBERT et NEISSER (2), EYRE (76), SCHANZ (96), FRANCK (146), HEINERSDOFF (154, 155), PÈS (187), etc.).

Leur attribuant à tort (SCHANZ) la production de cette sécheresse de la conjonctive qu'on appelle xérose, on leur avait même donné le nom de bacilles du xérosis (KUSCHBERT) (2). SCHANZ surtout contribua à les faire rentrer dans le groupe diphtéroïde, et les caractères spéciaux qu'a voulu leur assigner AXENFELD (136, 137) ne suffisent pas à les en différencier. Ces bacilles vivent en saprophytes sur la conjonctive normale ou malade, à côté d'autres tels que

(1) A. HEBERT. — Note sur le microbe de l'ozène. C. R. *Soc. de Biol.* 1897, 794, 839 et 874.

(2) G. WEEKS. — The bacillus of acute conjunctival catarrh.

le diplobacille décolorable de MORAX (1) la bactérie du sébum, etc., avec lesquels on aurait tort de les confondre comme l'a fait PÈS (160). Il n'est donc pas étonnant qu'on les ait signalés dans l'appareil lacrymal FRŒNKEL (43), dans un cas de dacryocystite FAGE (77), etc.

Des bacilles non virulents analogues à celui de KLEBS-LOEFFLER ont été signalés dans du pus d'otite (GRIXONI (84), DE SIMONI)(193), de méningite (ORTMANN) (16), de phlegmon (RECLUS (94), WARNECKE) (221). On en a signalé dans des crachats tuberculeux, du pus de cavernes ou d'empyème, dans le parenchyme pulmonaire de phtisiques (TRUMPP (100), EHRET (109), SCHULTZ) (166). Des bacilles très analogues ont été trouvés par VEILLON et HALLÉ (102) dans les vulvo-vaginites des petites filles, par BABÈS (174) dans les lésions lépreuses, par de SIMONI (193) dans des croûtes d'eczéma et des pustules de variole, par LÉVY et FICLKER (215) dans la lymphe vaccinale, par ASCHER et SYMANSKY (134) dans le sérum animal, etc.

A cette liste, déjà longue, nous devons ajouter un fait personnel : ayant observé deux cas de panaris diphtériques, cliniquement analogues à celui de HAUT (1) et contractés comme le sien au lit des diphtériques, nous trouvâmes dans l'un le bacille de KLEBS-LOEFFLER, dans l'autre, le bacille non virulent.

(1) MORAX. — Note sur un diplobacille pathogène pour la conjonctivite humaine. *Ann. de l'Inst. Pasteur*, 1896, 336.

(1) V. HAUT. — Le panaris diphtérique, *Lyon Médical*, 1900, n° 4, 109.

Souvent, d'ailleurs, au cours de recherches analogues, le bacille d'HOFMANN a pu être confondu avec le bacille diphtérique, en l'absence d'inoculation, et toutes les fois qu'un certain nombre des bacilles rencontrés ont pu être isolés ou inoculés, il s'en est trouvé d'inactifs : c'est le cas des statistiques déjà citées de KOBER (183), de PRIP (243, 244), etc., portant sur des individus sains ou convalescents.

Il doit en être de même pour les recherches faites *en dehors de l'organisme humain*. On sait que le bacille vrai de la diphtérie a été trouvé dans l'eau (PARK (39), dans le lait EYRE (1), etc.

Or, le bacille « pseudo-diphtérique » a été rencontré également dans le lait par EYRE (205). WRIGHT et EMERSON (59), dans un pavillon d'isolement pour diphtériques, ont trouvé des bacilles virulents dans les poussières du plancher, des bacilles atténués sous les chaussures des infirmières, et, dans les cheveux de celles-ci, des bacilles incapables de donner au cobaye autre chose qu'une simple réaction locale. De même, SUDECK (99), paraît avoir eu affaire à des « pseudo-diphtériques », lorsqu'il a isolé de l'air des bacilles dont cinq seulement sur vingt-trois entraînèrent la mort des cobayes inoculés, et cela en 14 à 30 jours, par cachexie progressive.

A propos de la présence des bacilles diphtériques et pseudo-diphtériques dans l'air et dans les pous-

(1) EYRE. — Le bacille diphtérique dans le lait. *Britsh. med. Journ.*, 1899.

sières, une intéressante question peut être posée, celle de la transmission du germe pathogène à distance, et en particulier par l'intermédiaire des animaux. On a, en effet, incriminé les fumiers, les ordures, les chiffons, la paille, les oiseaux de basse-cour, les accusant, avec preuves cliniques à l'appui, de transmettre la diphtérie (J. TEISSIER) (1).

Les *diphtéries animales* comprennent surtout la *diphtérie aviaire* ou pépie, diphtérie du pigeon en particulier, et la diphtérie de l'intestin du lapin, moins importante. Au sujet des rapports existant entre ces affections et la maladie humaine, tout a été dit. On a soutenu leur identité absolue, on a voulu les séparer complètement. Les travaux de LOIR et DUCLOUX (2), de SOUVESTRE (3), de FERRÉ (4), de FAGUET (5), etc., ont prouvé que le bacille commun de la diphtérie aviaire, telle qu'elle se présente le plus souvent, ne prenant pas le GRAM, ne tuant pas le cobaye, est très

(1) J. TEISSIER. — Etiologie de la diphtérie (*C. R. Acad. des Sc.*, 1887, CIV, 1636.

(2) A. LOIR et E. DUCLOUX. — De la diphtérie aviaire en Tunisie. *Ann. de l'Inst. Pasteur* 1894, 549.

(3) SOUVESTRE. — Contribut à l'étude des rapp. de la dipht. animale av. la dipht. humaine. *Th. Paris*, 1895-1896, 372.

(4) G. FERRÉ. — Diphtérie humaine et diphtérie aviaire, *Ass. franç. p. l'avan. des sc.*, Paris 1900. CR. 635.

(5) FAGUET. — Rech. sur la dipht. aviaire et ses rapp. av. la dipht. de l'homme. *Th. Bordeaux*, 1895-1896, 74.

analogue au coli-bacille et tout à fait différent du bacille de KLEBS-LOEFFLER, mais que ce microbe peut se trouver dans certaines angines pseudo-membraneuses de l'homme, de même que le bacille humain peut, dans certains cas, assez rares il est vrai, déterminer chez l'animal des affections pseudo-membraneuses réversibles à l'homme. Ainsi se trouvent expliqués les faits cliniques très probants comme ceux du Professeur J. TEISSIER (1), etc., dans lesquels la transmission de la diphtérie de l'animal à l'homme est certaine et le rôle des fumiers ou des poussières incontestable.

Nous ne pouvons, sans sortir de la question qui nous occupe, traiter ici la question de la *diphtérie animale :* le bacille aviaire commun, ne prenant pas le GRAM, ne peut être considéré comme un pseudo-diphtérique. Mais nous devons dire que, sous la direction de FERRÉ, CREIGNOU (144), rencontrant des bacilles de KLEBS-LŒFFLER dans les voies digestives supérieures de plus de la moitié des animaux sains et dans le mucus anal des trois quarts des volailles, dit avoir trouvé la virulence de ces bacilles ordinairement très faible, et parfois nulle : le bacille « pseudo-diphtérique », tel que nous l'avons défini, existe donc fréquemment chez les animaux, même à l'état normal.

De cette fréquence, de la distribution de ce bacille partout où l'on est appelé à chercher l'agent véri-

(1) J. TEISSIER. — Nature et voies de propagation de la diphtérie. *Lyon méd.*, 1887, LVI, 275.

table de la diphtérie (bouche, gorge, nez, larynx, conjonctive, vulve, plaies, etc.) résulte l'intérêt considérable de la question des parentés de ces deux microbes. C'est à l'étude de leurs différences que nous allons maintenant nous attacher.

CHAPITRE IX

Exposé critique des procédés recommandés pour le diagnostic des Bacilles dits « pseudo-diphtériques ».

Le grand nombre des procédés recommandés pour différencier le bacille diphtérique vrai des bacilles dits « pseudo-diphtériques » constitue, jusqu'à un certain point, un argument de présomption contre la valeur scientifique de ces procédés, en faveur de l'identité des deux bacilles par conséquent. De fait, chacun des auteurs qui présentent un nouveau signe distinctif entre ces deux espèces microbiennes le recommande comme absolument et exclusivement caractéristique, infirmant par là même les conclusions de ses prédécesseurs, jusqu'à ce que ses propres travaux soient à leur tour controuvés par les chercheurs qui le suivront. De là, les nombreuses divergences au sujet des « pseudo-diphtériques », certains donnant ce nom à tout bacille possédant telle qualité, qui pour d'autres sera sans aucune importance.

Une semblable confusion n'existerait pas, si l'on avait soin, comme le faisaient Lœffler (6) et Hofmann (10), d'adopter, pour unique critérium, la recherche de la virulence, c'est-à-dire d'une propriété à peu près indiscutée. C'est ce que nous avons fait dans ce travail, au moins provisoirement, quitte à rechercher ensuite si cette méthode elle-même n'est pas, dans certains cas, passible d'objections plus ou moins sérieuses. Nous allons, à l'aide de ce critérium, examiner la valeur des caractères réputés spécifiques du bacille pseudo-diphtérique. Mais nous devons auparavant, à l'exemple de Wurtz (71), grouper dans un même tableau l'ensemble de ces caractères si variés, que nous étudierons ensuite un à un.

	BACILLE DE KLEBS-LŒFFLER	BACILLE D'HOFMANN
1°) Provenance.	Affections pseudo-membraneuses graves.	Affections banales bénignes, ou sujets sains.
2°) Morphologie.	Pour la plupart des classiques, bacille tantôt long et grêle, granuleux et enchevêtré, tantôt court et trapu, homogène et parallèle. Pour quelques auteurs (CHANTEMESSE, BARBIER ET ULMANN), bacille toujours long et grêle, granuleux et enchevêtré.	Bacille toujours court et trapu, homogène et parallèle. Pour COBBETT, le dessin du bacille à la chambre claire est nécessaire pour la diagnose.
3°) Réaction de Neisser.	Granulations polaires bleues, corps protoplasmique brun.	Protoplasma uniformément brun sans granulations.
4°) Colonies sur sérum.	Nombreuses et confluentes (ROUX ET YERSIN). Frottis grumeleux (KRESLING).	Rares et discrets. Frottis homogène.
5°) Culture en bouillon.	Voile superficiel, milieu simplement louche, dépôt mince.	Trouble homogène sans voile, dépôt épais.
6°) Culture sur agar.	Plus pauvre, demeure blanche (ESCHERICH).	Plus riche, devenant brune.
7°) Culture sur pomme de terre.	A peine visible.	Assez abondante.
8°) Culture sur blanc d'œuf cuit.	Colorée (GELPKE).	Non colorée.
9°) Culture en liquide ascitique.	Précipité floconneux.	Trouble uniforme.
10°) Culture sur gélatine.	Très pauvre à 22° (ESCHERICH, ZARNIKO).	Assez riche à 22°.
11°) Culture en milieux tournesolés.	Réaction acide (ESCHERICH).	Réaction alcaline.
12°) Culture dans le vide.	Pauvre.	Assez riche.

	Bacille de Klebs-Lœffler	Bacille d'Hofmann
13°) Culture en toxine diphtérique.	Négative ?	Positive.
14°) Culture en sérum antidiphtérique.	Nulle ou pauvre (de Martini).	Abondante.
15°) Agglutination par le sérum.	Quelquefois positive (Nicolas, Lubowski).	Négative (Lubowski).
16°) Epreuve de Spronck.	Service des animaux, aucun symptôme.	Œdème local chez le cobaye.
17°) Virulence.	1re culture 24 h. tue cobaye 300 gr, en 24 h. par inoculation sous-cutanée, avec lésions classiques.	Nulle pour le cobaye aux doses habituelles.
18°) Toxicité.	idem	idem
19°) Pouvoir antitoxique du sérum.	Le sérum prévient les effets des produits solubles.	Nul.

Des caractères différentiels que nous avons groupés dans le tableau précédent, certains seront mieux étudiés à une autre place que dans ce chapitre : tels ceux que nous avons signalés en 1°, 14°, 15°, 17°, 18°, 19° dont nous renvoyons la critique à l'exposé de nos observations et de nos expériences (Chapitres XI et XII).

Ici, nous discuterons seulement la valeur des renseignements morphologiques, de la réaction d'Ernst Neisser, de l'épreuve de Spronck et des détails macroscopiques des cultures, et cela à l'aide de nombreux faits personnels.

Pendant deux ans, en effet, nous avons poursuivi l'étude comparative de 70 échantillons de bacilles diphtériques ou pseudo-diphtériques, recueillis au cours des recherches que nous avons signalées (Chapitre VIII). Ces bacilles ont été isolés des cas suivants :

38 diphtéries cliniques;
19 angines, laryngites ou coryzas, de nature cliniquement indécise;
13 gorges ou fosses nasales absolument saines.

Sur ces 70 échantillons, 40 se sont montrés virulents pour le cobaye aux doses ordinaires et sont par conséquent de *vrais bacilles de Klebs-Lœffler* :

30 provenant de diphtéries,
9 de cas douteux,
1 de muqueuse normale.

Les 30 autres, étant dénués de virulence aux doses habituelles, doivent être considérés, au moins provisoirement, comme des *bacilles « pseudo-diphtériques »* :

8 proviennent de cas diphtéroïdes;
10 de cas douteux;
12 de cavités saines.

C'est en comparant entre eux ces 70 échantillons que nous allons discuter la valeur des procédés usuels de diagnose de ces bacilles.

I. — Morphologie : virulence comparée des bacilles longs et des bacilles courts

Nous avons déjà dit que, pour certains auteurs, les deux termes « bacille court » et « bacille pseudo-diphtérique » peuvent être regardés comme synonymes. Dans une question aussi obscure que celle que nous étudions, le besoin de clarté oblige à tomber dans des redites qui pourraient paraître inutiles au premier abord. Nous allons donc revenir brièvement sur l'historique de ce point, avant de donner le résultat de nos propres recherches.

Pour la plupart des classiques (Martin (38), Macé (12), J. Courmont (107), Duflocq (108), Besson (142), G. Roux (163), etc.), le bacille diphtérique vrai peut être tantôt long, grêle, granuleux et enchevêtré, tantôt court, trapu, homogène et parallèle, parfois aussi moyen et intermédiaire (Martin (38), le « bacille pseudo-diphtérique » étant, au contraire, toujours court et trapu, homogène et parallèle (Lœffler (6), Hoffmann (10), Zarniko (18-19), Escherich (22), Roux et Yersin (28), etc.) Mais, pour beaucoup, le bacille long et enchevêtré serait bien plus dangereux que le bacille court et parallèle, et les affections causées par lui seraient incomparablement plus graves (Martin (38), Silberschmidt (1), Lemoine (11), Smith (219), etc.).

(1) W. Silberschmidt. — Bakteriologisches über Diphtherie. *Münch. med. Wochen*, 1895, 185.

Certains vont plus loin, comme nous l'avons vu, et réservent exclusivement au seul bacille long et enchevêtré le rôle pathogénique dans l'étiologie de la diphtérie (CHANTEMESSE (73), VEILLON et HALLÉ (102), BARBIER et ULMANN (105, 176), etc.).

Nous savons pourtant, notamment par les observations de LEGENDRE et POCHON (65), de SEVESTRE et MÉRY (68), de BARBIER et TOLLEMER (140), etc., que nous avons nous-même vérifiées, que les deux variétés bacillaires coexistent souvent chez un même individu ou dans une même collectivité, ou bien s'y succèdent, la forme longue pouvant remplacer la forme courte et réciproquement, et que, dans les milieux de culture, on peut passer artificiellement de l'une à l'autre sans modification notable de la virulence ni de la toxicité.

Aussi n'est-il point étonnant de voir ZARNIKO (18, 19), GOUGUENHEIM et DUTERTRE (115, 151), FERRÉ et CREIGNOU (111), MACÉ (122), etc., n'établir aucun rapport entre la morphologie et la virulence.

Dans le but d'élucider davantage cette importante question, nous avons déterminé, sur nos 70 bacilles, quelle était la proportion de bacilles longs et enchevêtrés, de bacilles moyens, de bacilles courts et parallèles.

Nos 40 bacilles *virulents*, donc de KLEBS-LŒFFLER, se répartissent ainsi :

22 bacilles longs,
10 — moyens,
8 — courts.

Nos 30 bacilles *non virulents*, donc d'Hofmann, comprennent :

4 bacilles longs,
3 — moyens,
23 — courts.

Retenons surtout les chiffres de 22 formes longues sur 40 bacilles diphtériques et de 23 formes courtes sur 30 « pseudo-diphtériques », ou, si l'on préfère, ceux de 8 bacilles courts virulents et de 4 bacilles longs non virulents. Ils permettent de dresser le tableau suivant, où les bacilles moyens ne figurent pas :

Formes longues	Bacilles de Klebs-Lœffler : 55 %	au lieu de	100 %
	Bacilles d'Hoffmann : 13,333	—	0
Formes courtes	Bacilles de Klebs-Lœffler : 20	—	0
	Bacilles d'Hofmann : 76,666	—	100

Bref, les bacilles virulents affectent un peu plus souvent la forme longue, les bacilles inactifs sont généralement courts, mais il existe un bon nombre de bacilles courts virulents, et quelques bacilles longs non virulents.

Aucune règle absolue ne peut donc être posée au nom de la morphologie. Même avec une grande habitude de cette sorte d'examen, même en dessinant à la chambre claire les bacilles observés, comme le veut Cobbett (228), on ne peut arriver à un diagnostic exact, puisque tous les intermédiaires sont possibles.

II. — Réaction d'Ernst-Neisser (1).

La morphologie ne pouvant suffire, à elle seule, à distinguer le bacille de Klebs-Loeffler de celui d'Hofmann, les divers procédés de coloration appliqués à ces bacilles ne pourraient-ils fournir de meilleurs résultats?

Nous savons que, par la méthode de Gram, par le bleu de Lœffler ou de Roux, les deux espèces microbiennes se colorent également bien. En est-il de même, si l'on emploie un autre procédé plus récent qui consiste à déceler à l'intérieur de certains microbes, au sein du protoplasma doué d'affinités pour les couleurs basiques d'aniline, des granulations acidophiles? C'est ce que nous avons tenté d'élucider en étudiant la valeur de la réaction d'Ernst-Neisser.

En 1897, Max-Neisser (125) proposa, pour la diagnose du bacille diphtérique, une méthode de double coloration dont voici la technique :

Si, étant donné un frottis de colonies développées sur sérum solidifié en 15 à 20 heures, à 35 ou 37° centigrades, on met ce frottis en contact, pendant deux secondes, avec une solution hydro-alcoolique de bleu de méthylène acide, puis, après lavage, et pendant quatre secondes, avec une solution aqueuse foncée de brun de Bismarck, le vrai bacille diphtérique prend un aspect particulier, que ne prend pas le faux:

(1) Voyez bibliographie, 212, 213, 238.

avec un fort grossissement, en effet, tandis que le bacille pseudo-diphtérique apparaît brun tout entier, celui de KLEBS-LŒFFLER, brun dans la plus grande partie de son protoplasma, présente à chacune de ses extrémités (et quelquefois en son milieu), une granulation, dite polaire, colorée en bleu (1).

Ce procédé est décrit avec figures dans BAGINSKY, LEHMANN et NEUMANN, etc. Voici les formules des solutions conseillées :

A.	Bleu de méthylène	0 gr. 10 cent.
	Alcool	2 cc.
	Eau distillée....................	95
	Acide acétique glacial	5
B.	Brun de Bismarck	2 gr.
	Eau bouillante..................	1000 cc.

D'une première étude, portant sur 200 bacilles vrais et 32 pseudo-diphtériques, l'auteur croit pouvoir conclure que, si le bacille de la xérophtalmie contient des granulations, et si, dans les cultures de bacilles d'HOFMANN, parfois quelques rares éléments sont granuleux, sa méthode n'en constitue pas moins un procédé de diagnostic *certain* entre bacilles diphtériques vrais et faux. Il ajoute que le bacille de la peste et certains strepto-bacilles renferment des granulations analogues.

Cette méthode n'est qu'une application particulière d'une technique déjà connue et due, en particulier, à ERNST, d'où le nom sous lequel on la désigne assez souvent. Dès 1886, A. NEISSER (11) avait, à un

(1) Voyez la planche hors texte, à la fin du volume.

point de vue plus général, employé des procédés de coloration semblables ; ERNST (14) avait ainsi vu les granulations du bacille du xérosis et BABÈS (13) avait cru voir, de cette façon, des spores dans ses cultures diphtériques. Mais les granulations des bactéries n'ont pas de rapport avec la sporulation : elles apparaissent quand le stade végétatif est près de sa fin, avant l'apparition de la forme durable (ASCOLI) (1) Pour le bacille diphtérique, en particulier, bien que certains auteurs, HEINERSDORFF (154), par exemple, tendent à adopter les idées de BABÈS, on doit admettre que les granulations acidophiles, corpuscules métachromatiques de BABÈS, tout en assurant la longévité des cultures, n'ont aucune analogie avec les spores véritables (NEDRIGAÏLOV (241). Nous n'insisterons pas davantage sur ces interprétations théoriques.

La méthode de CROUSH (61) datant de 1895, celle de FEINBERG (206), plus récente, sont à rapprocher de celle d'ERNST-NEISSER. Les colorants employés sont le vert de méthyle et le violet dahlia dans la première, le bleu de méthylène et l'éosine dans la seconde.

La méthode d'ERNST-NEISSER a, d'ailleurs, été modifiée elle-même par plusieurs auteurs : COLES (177) ajoute, à la technique que nous avons indiquée, un nouveau temps, dans lequel il fait agir la liqueur iodo-iodurée de GRAM ; BRONSTEIN (201) remplace le bleu de méthylène par le violet dahlia et l'eau ordinaire par l'eau distillée, recommande de faire agir

(1) G. ASCOLI. — Zur Morphologie der Bakterien und ihre Beziehung zur Virulenz. *Deutsch. med. Wochen.*, 1901, 313

plus longtemps les solutions colorantes et déclare la méthode applicable à l'examen direct des fausses membranes; KITAÏ (209) est également de l'avis que la durée du contact des colorants avec les frottis doit être prolongée, et substitue, au bleu acide, une simple solution aqueuse de bleu; HEINERSDORFF (154) recommande de pratiquer l'examen au bout de 9 à 20 heures au maximum, si l'on ne veut pas confondre le bacille diphtérique avec le bacille de la xérophtalmie, dont les granulations apparaissent seulement vers la 24e heure; PIORKOWSKI (242), VAN ROVAART (245) emploient le bleu alcalin de LŒFFLER, mais en le faisant agir plus longuement que NEISSER ne fait agir son bleu acide.

Pour nous, voici la technique à laquelle, après de nombreux essais, nous avons cru devoir nous arrêter : Culture sur sérum récemment solidifié, séjour de 15 à 20 heures dans l'étuve, à 35-37° ; frottis fixé par la chaleur, séjour de 5 à 6 secondes dans le bleu de méthylène acide de NEISSER, lavage rapide à l'eau distillée, séjour de 10 à 12 secondes dans la solution aqueuse de brun de Bismarck *à 3 p. 100*, nouveau lavage à l'eau distillée. Nous dirons tout à l'heure à quels résultats nous sommes arrivés à l'aide de cette technique. Voyons d'abord ceux des auteurs qui nous ont précédé.

Comme toutes les méthodes, celle d'ERNST-NEISSER a eu ses admirateurs et ses détracteurs. Parmi les premiers, nous devons citer tout d'abord FRÆNKEL (78) : constatant l'insuffisance des autres procédés (agglutination, acidification des cultures), il voit dans la réaction d'Ernst-Neisser un signe distinctif de premier ordre. Pour lui, si le bacille de la xérose peut avoir des granulations, par contre, tout bacille dépourvu de granulations doit être regardé comme absolument différent de celui de Klebs-Lœffler (mais Frænkel admet que le bacille pseudo-diphtérique peut être pathogène).

Heinersdorff (154) revient sur la question des granulations du bacille de la xérose et de la conjonctive normale ; d'après lui, ces granulations n'apparaissent qu'après 24 heures, celles du bacille diphtérique étant beaucoup plus précoces (19 heures) et la morphologie suffit, dans les cas douteux, à trancher la difficulté. Kurth (157) est d'un avis analogue.

Richardière et Tollemer (188) attachent la plus grande importance au procédé d'Ernst-Neisser qu'ils emploient concurremment avec d'autres, celui de Spronck en particulier.

Shabad (247) met la coloration des granulations polaires au-dessus de tous les signes donnés comme caractéristiques du bacille diphtérique, avec la réaction de la culture en bouillon. Il croit que, grâce à cette méthode, la diphtérie ne peut plus être méconnue.

Auckenthaler (135), Bomstein (197, 198, 225), Bronstein (201), Concetti (203, 204), Franke (145), Gelpke (80, 148), Golowkoff (149, 180), Jakowlew (181), Preisich (161), etc., concluent également en faveur de la réaction d'Ernst-Neisser.

Tout autre est l'avis de Slawyk et Manicatide (169), qui n'ont pu différencier nettement, par ce procédé, les bacilles diphtériques des « pseudo-diphtériques », de BACH et NEUMANN qui déclarent la méthode erronée une fois sur deux. GROMAKOWSKI (207), distinguant trois espèces pseudo-diphtériques, n'en admet qu'une possédant des granulations acidophiles et croit nécessaire l'inoculation pour le diagnostic exact.

GORHAM (232), SCHANZ (191), DE SIMONI (193), SPIRIG (194), USTVEDT (195) pensent également que la réaction d'ERNST-NEISSER n'est ni constante, ni spécifique.

Au début de nos recherches personnelles, au cours d'une même épidémie d'hôpital, nous avons observé une série de cas favorables à la valeur du procédé de la double coloration. Depuis lors, dans d'autres séries d'examens, nous avons dû faire des réserves à nos premières conclusions.

Nous avons étudié les modifications des granulations acidophiles dans les corps bacillaires, sous différentes influences, et nous avons constaté que ces modifications sont, suivant les échantillons, extrêmement variables.

Tout d'abord, l'aspect et le nombre des granulations ne sont point choses absolument constantes. Dans la plupart de nos préparations, il existe une granulation à chaque extrémité du corps du bacille, mais parfois une granulation supplémentaire centrale s'y ajoute, ou bien plusieurs grains alignés en file suivant la longueur du bâtonnet font ressembler celui-ci à un petit streptocoque encapsulé ; dans d'autres cas, au contraire, une seule granulation, polaire ou centrale, apparaît après la double coloration. Ces divers aspects peuvent se rencontrer dans le même frottis d'une même colonie, chez des bacilles absolument semblables d'ailleurs, entremêlés de bacilles dépourvus de toute formation granuleuse.

Le moment d'apparition des grains dans les colonies sur sérum nous a d'ailleurs semblé également variable : Neisser le délimitait entre la 9e et la 24e heure, Heinersdorff de la 8e à la 12e. Pour nous, nous avons pu voir tel bacille très virulent ne présenter de granulations bien nettes qu'au bout de 36 à 48 heures, alors que tel autre, de virulence égale, en présentait de 16 à 24 heures après la mise à l'étuve.

Le milieu sur lequel a végété le bacille est de toute première importance : Bronstein (201) a montré que, dans les fausses membranes elles-mêmes, le bacille peut être révélé granuleux; pour Neisser (125), la culture sur sérum est nécessaire. De fait, l'ensemencement sur agar-agar, ou en bouillon, ne se prête guère à la constatation du phénomène.

La réaction d'Ernst-Neisser donne donc sur des bacilles de virulence égale et, qui plus est, sur un même bacille de virulence constante des renseignements très variables suivant les circonstances. Il paraît évident, dès lors, qu'elle ne peut servir à reconnaître *à coup sûr* les bacilles virulents.

Une autre preuve nous en est fournie par les faits suivants, que nous avons observés : un bacille virulent, atténué par l'exposition à la lumière sur milieux peu nutritifs, ne perd pas toujours ses granulations ; réciproquement, un bacille non virulent, renforcé artificiellement, ne prend pas de granulations lorsqu'il acquiert la virulence. Nous avons vu des bacilles perdre leurs granulations acidophiles, jamais nous n'en avons pu faire apparaître dans ceux qui en étaient dépourvus.

En présence de ces faits, nous avons recherché avec quelle fréquence la double coloration était positive pour les bacilles diphtériques vrais et négative pour les « pseudo-diphtériques », et voici les chiffres que nous avons obtenus sur nos soixante-dix échantillons :

De nos *quarante bacilles de* KLEBS-LŒFFLER, *trente-deux* seulement ont présenté des granulations polaires acidophiles par la réaction d'ERNST-NEISSER.

De nos *trente bacilles* D'HOFMANN, *huit* ont présenté des granulations aussi nettes, aussi constantes.

Bref, la réaction a été positive chez 80 °/₀ *des bacilles diphtériques vrais, chez* 20 °/₀ *des bacilles dits « pseudo-diphtériques »*.

Nous nous sommes demandé si nos huit bacilles, dits « pseudo-diphtériques », qui se montraient porteurs de granulations, n'étaient pas des bacilles diphtériques atténués, et dans la plupart des cas, *non dans tous cependant*, nous avons pu démontrer qu'il en était ainsi : sur ces huit bacilles, en effet, trois étaient doués de quelques propriétés toxigènes, un autre a pu, par ses produits solubles inoculés à forte dose, paralyser le cobaye, quatre seulement étaient complètement dépourvus de pouvoir pathogène apparent.

Nous en concluons que *la réaction d'Ernest Neisser est, à l'heure actuelle, une des meilleures méthodes, sinon la meilleure, lorsqu'elle est positive*, pour distinguer rapidement le bacille de Klebs-Lœffler de celui d'Hofmann : 80 °/₀ des bacilles virulents la présentent, et si 20 °/₀ des bacilles non virulents la présentent également, on peut penser, *au moins dans la moitié des cas*, que ces bacilles non virulents sont des bacilles diphtériques atténués. Mais, hâtons-nous de le dire, on aurait tort d'accorder au procédé de la double coloration une valeur absolue, puisque, sur cent bacilles virulents, vingt nous ont paru dépourvus de granulations. En dernière analyse, on doit reconnaître, à la réaction d'Ernest-Neisser une *grande valeur*, mais *relative*, et *seulement dans les cas où elle est positive.*

III. — Cultures en milieux tournesolés.

Les deux procédés de diagnose que nous venons d'étudier n'exigeaient pas l'isolement absolu des bacilles suspects; il n'en est pas de même de la plupart de ceux qu'il nous reste à signaler, en particulier de celui d'Escherich.

Les bacilles de Klebs-Lœffler des laboratoires acidifient rapidement les bouillons dans lesquels on les cultive, c'est là un fait signalé déjà par Roux et Yersin (12) précisé depuis par Cobbett (1) et par

(1) L. Cobbett. — Contribution à l'étude de la physiologie du bacille diphtérique. *Ann. Pasteur*, 1897, 281.

Martin (158); l'acidité des cultures serait même, d'après Martin, en raison inverse de leur activité toxigène. Or, d'après Escherich (22), le bacille d'Hofmann n'acidifierait pas ou acidifierait beaucoup plus lentement. D'où, l'emploi de milieux lactosés tournesolés (agar ou bouillon), ou glucosés tournesolés (Cobbett), dans lesquels l'acidification est marquée par le virage au rouge de la teinture violette de tournesol ; au bout de 24 à 48 heures d'étuve, la coloration rouge ferait, d'après Escherich, reconnaître le bacille de Klebs-Lœffler, et son absence, le bacille d'Hofmann.

La valeur de ce procédé a été confirmée par un certain nombre d'auteurs, parmi lesquels Cobbett (228), Shabad (246-247), etc.

Quelques-uns estiment qu'il peut servir à distinguer, parmi les bacilles dits « pseudo-diphtériques », les bacilles vrais atténués de ceux qui n'ont aucun rapport avec la diphtérie (De Martini) (123).

D'autres, au contraire, comme Peters (126), Kurth (157), etc., ayant obtenu la réaction acide avec des bacilles non virulents, pensent que cette méthode ne peut dispenser de l'inoculation aux animaux. D'après Behring (224), la réaction d'Escherich n'est ni constante, ni caractéristique.

Nos recherches ont porté sur nos 70 bacilles, isolés récemment : ensemencés en bouillon lactosé et tournesolé, observés quotidiennement pendant les deux semaines de leur séjour à l'étuve, ils nous ont paru se comporter autrement que des bacilles entretenus depuis longtemps au laboratoire.

Sur nos *40 bacilles virulents,* 9 seulement ont acidifié rapidement le milieu, et sur nos *30 bacilles non virulents*, 6 ont agi de même.

Cela revient à dire que la réaction d'ESCHERICH nous a paru positive dans 22, 50 % de cas de bacilles diphtériques vrais, et dans 20 % des cas de bacilles dits « pseudo-diphtériques ». La différence n'est vraiment pas suffisante pour permettre d'espérer de cette méthode des indications utiles au diagnostic différentiel.

IV.— EPREUVE DE SPRONCK.

Nous dirons plus loin, à propos de l'agglutination des bacilles « pseudo-diphtériques », que FRÆNKEL (78), dans l'espoir de différencier ces bacilles de ceux de KLEBS-LŒFFLER, rechercha vainement l'influence du sérum antidiphtérique *in vitro* sur les cultures de ces microbes. Dans le même but, SPRONCK (97, 98) tenta de déterminer cette influence chez l'animal vivant, et cela avec quelque apparence de succès, puisque FRÆNKEL (113) lui-même, BARBIER et ULMANN (176), RICHARDIÈRE et TOLLEMER (188), etc., adoptèrent ensuite ses conclusions.

Au dire de SPRONCK (97, 98), une injection préalable de sérum anti-diphtérique (1 cc.) sous la peau de la cuisse d'un cobaye de 350 grammes empêcherait l'inoculation sous-cutanée de bacilles de KLEBS-LOEFFLER (2 cc. de culture de 24 h. en bouillon), pratiquée 6 heures plus tard, de produire de l'œdème local sur le cobaye ; au contraire, l'action du pseudo-diphtérique, si faible soit-elle, ne serait pas neutralisée par le sérum, et l'œdème ne serait pas empêché.

La plupart des auteurs, Cobbett (228), Shabad (246, 247), etc., reprochent à cette méthode d'être trop longue pour être pratique, et de ne pas être applicable à tous les cas, puisque tous les bacilles pseudo-diphtériques ne produisent pas forcément de l'œdème local.

Il y a plus, car certains cultures diphtériques nous ont paru capables de donner une réaction positive par la méthode de Spronck, ce qui les eût fait considérer comme inoffensives par cet auteur.

Voici, d'ailleurs, le détail de nos expériences, portant sur nos 70 bacilles isolés :

De nos *40 bacilles diphtériques vrais*, 14 ont donné au cobaye de l'œdème local malgré les inoculations préventives, 26 n'en ont pas donné.

De nos *30 bacilles « pseudo-diphtériques »*, 18 n'ont produit aucun œdème, 12 en ont produit. Or, parmi les 18 bacilles inactifs à réaction de Spronck négative, si quelques-uns nous ont paru, pour une raison ou pour une autre, n'être que des Loeffler atténués, beaucoup nous ont semblé n'avoir aucun rapport avec la diphtérie.

En résumé, l'épreuve de Spronck, donnant des résultats positifs dans 35 °/o des cas de bacilles de Klebs-Lœffler, des résultats négatifs dans 40 °/o des cas de bacilles d'Hofmann, ne peut être considérée, d'après nos expériences, comme ayant une valeur sérieuse dans le diagnostic exact de la diphtérie.

V. — Autres méthodes

Nous serons plus bref sur une série d'autres méthodes proposées pour la diagnose du bacille d'Hofmann, et dont la plupart sont basées sur l'aspect macrocospique de ses cultures.

A. — *Culture sur sérum solidifié.* — Nous avons dit que les caractères macroscopiques des colonies développées sur sérum solidifié sont identiques pour les deux espèces microbiennes que nous cherchons à différencier; l'aspect typique, en taches de bougie, peut être offert par les cultures de bacilles d'Hofmann aussi bien que par celles de bacilles de Klebs-Lœffler, et, du reste, il arrive que les unes et les autres s'éloignent plus ou moins de cet aspect.

On a cependant voulu voir des différences dans le nombre et la confluence des colonies (Roux et Yersin (28), Lefèvre (25), Veillon (49), etc.); mais si les colonies du bacille diphtérique vrai sont généralement nombreuses et confluentes, celles du pseudo-diphtérique ne sont pas toujours rares et discrètes (Richardière et Tollemer) (188), et, surtout dans les cas larvés, la constatation inverse peut être souvent faite. Il ne s'agit là, d'ailleurs, que d'une simple différence de degré, dont l'appréciation est, par conséquent, variable et incertaine.

Kresling (89) a proposé de différencier les colonies de bacilles de Klebs-Lœffler de celles de bacilles d'Hofmann par la manière dont elles se comportent au moment où, prélevées à la surface du sérum, elles sont étalées en frottis, dans une goutte d'eau distillée, sur la lame porte-objet, à l'aide du fil de platine : tandis que les premières donnent un frottis granuleux, les secondes donneraient un frottis homogène. Comme le fait remarquer SHABAD (246, 247), ce signe est de peu d'importance : ajoutons qu'il nous a paru très inconstant.

B. — *Culture en bouillon.* — On sait que le bacille de KLEBS-LŒFFLER, ensemencé en bouillon ordinaire, trouble peu l'ensemble du milieu : au bout de 24 heures de séjour à l'étuve à 37°, les ballons qui renferment la culture, s'ils sont laissés en repos, présentent, à la surface libre du liquide, un voile pelliculaire irisé mince, fragile, se fragmentant par une agitation légère du récipient, adhérent par son pourtour aux parois du vase, et tombant peu à peu au fond, pour y former à la longue un sédiment pulvérulent et blanchâtre, ordinairement peu épais. D'après la plupart des classiques (ZARNIKO (18, 19) le bacille pseudo-diphtérique ne se comporterait pas tout-à-fait de même : absence de voile, trouble homogène, culture riche, dépôt abondant, tels seraient ses caractères différentiels en bouillon. MARTIN (158) ne recommande-t-il pas, pour la fabrication d'une bonne toxine, l'emploi exclusif de bacilles poussant en voile sans troubler notablement le bouillon ?

En réalité, outre que la recherche d'un tel caractère exige l'isolement des bacilles, toujours délicat et rarement précoce, on doit reconnaître que les cultures en bouillon ne présentent que des différences de degré, difficilement appréciables : tous les intermédiaires existent entre les cultures en voile de bacilles très virulents et les cultures homogènes de bacilles inactifs. Nous avons vu certains bacilles de KLEBS-LŒFFLER pousser sans voile, troubler le bouillon uniformément et former un dépôt sédimenteux très épais, alors que certains bacilles d'HOFMANN présentaient des caractères inverses. Ne voit-on pas, d'ailleurs, tel bacille diphtérique, qui poussait en voile, donner des cultures liquides homogènes, sous l'influence de conditions à peu près inappréciables, sans aucune modification de sa virulence ? Tout cela revient à dire que les cultures en bouillon ne sont capables de donner aucun renseignement au point de vue du diagnostic.

L'ensemencement en bouillon ayant déjà servi à la culture de bacilles diphtériques authentiques, filtré ensuite et contenant des *toxines*, ne nous a pas semblé donner de meilleurs résultats, bien qu'on eût pu espérer le contraire en se basant sur ce fait que l'EBERTH ne pousse pas volontiers deux fois dans le même milieu.

C. — *Culture en liquide ascitique.* — Nous ne pourrions que répéter, à propos des cultures en liquide d'ascite, ce que nous venons de dire à propos des cultures en bouillon. On a prétendu que, dans ce liquide, les cultures diphtériques formaient un précipité abondant, floconneux, solide, ne troublant pas le milieu, même lorsqu'on l'agite, tandis que les « bacilles pseudo-diphtériques » donneraient un liquide trouble et un précipité fin prenant un aspect nuageux par l'agitation. Cette différence, dit SHABAD (246, 247) ne se voit pas toujours nettement.

D. — *Culture sur agar-agar.* — Les cultures sur agar-agar, additionné ou non de glycérine, ressemblent fort aux cultures sur sérum pour les bacilles diphtériques et pseudo-diphtériques. Mais, tandis que les bacilles diphtériques donnent sur ce milieu des colonies maigres, demeurant blanches, les « pseudo-diphtériques » donneraient, d'après ESCHERICH (22), des cultures plus riches, devenant brunes à la longue.

Ce dernier caractère, loin d'être constant, est généralement peu marqué. Quant à l'abondance des colonies, elle est difficilement appréciable, et tous les intermédiaires ont été observés par nous, à ce point de vue, entre les deux espèces typiques de bacilles.

E. — *Culture sur pomme de terre.* — On a voulu différencier le bacille de KLEBS-LŒFFLER du pseudo-diphtérique, comme on différencie l'EBERTH du coli-bacille, en disant que le premier donne sur pomme de terre des colonies à peine visibles, tandis que le second pousse abondamment sur ce milieu.

En réalité, d'après ce que nous avons pu constater, les deux espèces végètent également mal sur pomme de terre, et l'on ne peut tirer de ce mode de culture aucune indication.

F. — *Culture sur blanc d'œuf cuit.* — La culture sur blanc d'œuf cuit, recommandée par BABÈS (4) pour l'étude de la sporulation, par KLEIN (24) pour l'étude des formes mycéliennes, est conseillée par GELPKE (80) pour faire le diagnostic par l'observation des différences de coloration, le bacille diphtérique formant sur ce milieu des colonies blanches qui deviennent jaunes, un peu rougeâtres, en vieillissant (SAKHAROFF) (1). D'après SHABAD (146, 147), ces caractères ne sont pas plus probants que ceux observés sur agar-agar.

G. — *Culture sur gélatine.* — La gélatine n'est liquéfiée, nous l'avons dit, ni par le bacille diphtérique, ni par le « pseudo-diphtérique ». On ne peut donc attendre aucun renseignement de la recherche de ce caractère.

Mais, étant donné que le bacille de KLEBS-LŒFFLER végète mal à 22°, température maxima des cultures sur gélatine, on a cru pouvoir le différencier ainsi du bacille d'HOFMANN, qui se développe encore à cette température (ZARNIKO (18, 19), ESCHERICH) (22). En réalité, il n'existe, à ce point de vue, entre les deux espèces, que des différences peu tranchées : toutes deux peuvent pousser plus ou moins bien sur gélatine. Nous avons vu certains bacilles virulents donner sur ce milieu des colonies assez abondantes, alors que des bacilles inactifs se montraient incapables d'y proliférer.

(1) SAKHAROFF. — Simplification du diagnostic bactériologique de la diphtérie. *Ann. de l'Inst. Pasteur*, 1892, p. 51.

H. — *Culture dans le vide.* — Le bacille de KLEBS-LOEFFLER est un microbe anaérobie facultatif, mais aérobie de préférence : une bonne toxine diphtérique ne peut être fabriquée sans oxygène.

Le bacille d'HOFMANN est également facultatif : on a prétendu que, dans le vide, il végétait moins bien, moins abondamment, plus lentement surtout que le bacille diphtérique. Simple différence de degré, que nos recherches nous ont montrée inapplicable en pratique.

I. — *Pouvoir chromogène.* — Nous savons que l'on a signalé la coloration jaune rougeâtre des colonies de bacilles diphtériques sur blanc d'œuf cuit (SAKHAROFF, GELPKE (80), et la coloration brune des cultures un peu âgées de bacilles pseudo-diphtériques sur agar ESCHERICH (22). Nous avons dit que ces constatations ne pouvaient avoir aucune importance pratique.

Nous devons en dire autant de la coloration rouge ou jaune signalée par ZUPNICK (133), par ÉYRE (205), dans les colonies de certains « pseudo-diphtériques » sur milieux solides, en particulier sur agar-agar, car le fait nous a semblé d'une extrême rareté. Nous devons reconnaître, toutefois, que jamais le bacille de KLEBS-LOEFFLER ne nous a paru doué de propriétés chromogènes, et que, réciproquement, toutes les cultures colorées que nous avons obtenues renfermaient des bacilles évidemment étrangers à la diphtérie.

VI. — CONCLUSIONS.

De l'ensemble des faits que nous venons d'exposer, une *première conclusion* se dégage, c'est que, de tous les procédés rapides de différenciation conseillés au praticien hésitant entre le bacille diphtérique vrai et le pseudo-diphtérique, aucun ne donne une sécurité absolue, puisque le moins erroné d'entre eux, le procédé d'ERNST-NEISSER, conduit parfois à déclarer virulents des bacilles inactifs, et réciproquement. Donc, en présence d'un bacille prenant le GRAM et poussant en 15 à 20 heures sur sérum solidifié à 35 à 38°, le clinicien devra, *s'il veut une certitude absolue*, demander le contrôle du bactériologiste.

Deuxième conclusion : Le bactériologiste, en pareil cas, loin de s'attarder à la recherche de caractères accessoires, devra d'emblée isoler le bacille suspect, puis en déterminer la virulence. Toutes les fois que celle-ci aura été constatée, et démontrée spécifique par l'examen des lésions et l'épreuve de SPRONCK, le diagnostic sera positif.

Cette opinion est conforme à celle de plusieurs auteurs: PLAUT (54), RUNGE (67), SCHANZ (128), PROCHASKA (127), etc. estiment que l'on ne peut affirmer la nature diphtérique d'un bacille sans inoculation.

Mais, en cas de résultats négatifs, sera-t-on autorisé à conclure à l'absence de tout danger, ne devra-t-on pas penser au bacille atténué de KLEBS.

Lœffler, rechercher la toxicité des cultures filtrées et l'action antitoxique du sérum, tâcher d'exalter la virulence, etc. ? C'est ce que nous ne pouvons dire avant d'avoir élucidé la question de la nature du bacille d'Hofmann, que nous allons aborder maintenant.

CHAPITRE X

Exposé critique des théories émises sur la nature des Bacilles dits « pseudo-diphtériques » : unicistes et dualistes.

Dans le chapitre précédent, nous nous sommes attaché à distinguer le bacille d'HOFMANN du bacille de KLEBS-LŒFFLER. Ne trouvant entre eux d'autre différence sérieuse que la notion de la virulence, nous nous sommes demandé si cette notion elle-même est inattaquable, si les bacilles non virulents en apparence ne sont pas, au moins dans quelques cas, des bacilles de virulence atténuée, et s'il n'y a pas, pour tout dire en un mot, identité de nature entre le bacille diphtérique et certains bacilles d'HOFMANN. Cette hypothèse est loin d'être insoutenable, et nous allons voir qu'elle a été soutenue. Comme le fait s'est produit pour d'autres microbes dans des conditions analogues, une théorie uniciste s'est opposée à la théorie dualiste. Les arguments de l'une et de l'autre nous sont déjà connus pour la plupart, mais il n'est pas inutile de les rappeler en les groupant.

I. — Théorie dualiste.

L'épithète « pseudo-diphtérique », donnée couramment au bacille d'Hofmann, indique nettement que l'on a cru tout d'abord, et que l'on croit encore classiquement ce microbe absolument distinct, par sa nature intime, du bacille vrai de la diphtérie. Telle était, en effet, l'opinion de Lœffler (6), d'Hofmann (10), d'Escherich (22), de Zarniko (18, 19), de Babès (13), de Beck (20), etc., et Baginsky (138) a pu dire que toute l'Ecole bactériologique allemande, à l'exception de Frænkel (43) partageait cette opinion, à l'opposé de l'Ecole française. Depuis, il y a eu des dualistes dans tous les pays: Bergey (141), Bernheim (50), Dræer (75), Feer (52), Franke (145-146), Garratt et Washbourn (179), Gelpke (80), Glucksmann (114), Goldscheider (44), Hilbert (86), Neisser (125), Ortmann (16), Paltauf et Kolisko (15), Preisich (161), Prochaska (127), Shabad (247), Spronck (131), Ustvedt (195), Welch (58), Zupnick (133), etc. Frænkel (78) lui-même s'est rallié à la théorie de la dualité des deux espèces.

L'opinion de ces auteurs est basée sur un ensemble de différences morphologiques, histochimiques, biologiques, physiologiques et cliniques. Au risque de nous répéter, nous devons, pour plus de clarté, examiner la valeur de ces différences.

A. *Différences morphologiques.* — Nous savons ce qu'il faut penser de la question de longueur ou de brièveté des bacilles. D'ailleurs, la connaissance du polymorphisme des bactéries, due en partie à METCHNIKOFF (1) ne permet pas de baser sur la seule morphologie une classification des microbes.

B. *Différences histochimiques.* — La réaction du protoplasma vis-à-vis des matières colorantes tient au contraire une place de première importance dans les classifications microbiennes : c'est ainsi que la méthode de GRAM permet de différencier complètement et rapidement certains microbes les uns des autres, le gonocoque des staphylocoques, par exemple.

Dans le cas qui nous occupe, la méthode de GRAM donne des résultats également positifs pour les deux espèces à séparer. Il en est de même des procédés de coloration par des liqueurs spéciales, telles que le bleu de LŒFFLER ou le bleu de ROUX. Mais, nous l'avons dit assez souvent, on a voulu voir dans la réaction d'ERNST-NEISSER un moyen de différenciation absolue, le bacille de KLEBS-LŒFFLER seul présentant des granulations colorables par les couleurs acides.

Nous avons dit que cette méthode était une des meilleures pour la diagnose, puisqu'elle est positive, d'après nos observations, dans 80 pour 100 des cas

(1) El. METCHNIKOFF. — Contribution à l'étude du pléomorphisme des bactéries. *Ann. de l'Inst. Pasteur*, 1889, 61.

de bacilles diphtériques, et que, dans la moitié des cas de bacilles « pseudo-diphtériques » où nous ne l'avons pas trouvée négative, la nature diphtérique des bacilles a pu être ultérieurement démontrée. Il est assez curieux, d'ailleurs, que l'on ne puisse jamais conférer à un bacille qui en est dépourvu la propriété de se colorer par les réactifs de Neisser.

Ce fait peut-il suffire, à lui seul, à séparer complètement les deux espèces ? Non, puisque certains bacilles virulents nous ont paru dépourvus de granulations, et puisque quelques bacilles n'ayant aucun rapport avec la diphtérie en ont présenté. Nous sommes conduit à voir, dans les bacilles qui donnent la réaction d'Ernst-Neisser, une simple variété, la plus fréquente à la vérité, de l'espèce diphtérique.

C. — *Différences biologiques*. — Nous faisons allusion maintenant aux travaux de De Martini (123), de Lubowski (216), d'Escherich (22), etc. Le sérum antidiphtérique, excellent milieu de culture pour le bacille d'Hofmann, serait, d'après De Martini, défavorable à la végétation du bacille de Klebs-Lœffler. Ce même sérum, mis en contact *in vitro* avec des cultures liquides développées, agglutinerait, d'après Lubowski, les bacilles diphtériques vrais, à l'exclusion des bacilles « pseudo-diphtériques ». Il y aurait dans ces faits, pour ces auteurs, une preuve spécifique, inattaquable, de la dualité des deux espèces. Malheureusement pour leur théorie, leurs faits eux-mêmes sont contestés : rien n'est plus variable, nous le dirons plus loin, que l'action du sérum sur les cultures et que l'agglutination de celles-ci en particulier.

Quant à voir, comme le veut ESCHERICH, et comme l'admettent plusieurs auteurs (COBBETT (228), SHÀBAD (246, 247), etc., une différence capitale entre deux espèces dans ce fait que l'une acidifie les milieux de culture et l'autre non, cela paraît *à priori* bien artificiel: il ne s'agit là, en effet, que d'une différence de rapidité dans les changements de réaction. Nous avons vu, d'ailleurs, que ces changements étaient très inconstants et variables ; BEHRING (224) lui-même en reconnaît le peu d'importance, et l'on sait que pour d'autres bacilles, l'EBERTH et le coli par exemple, de semblables différences n'ont pas suffi à faire admettre la dualité par tous les auteurs.

D. — *Différences physiologiques.* — L'étude comparée de l'action des deux espèces microbiennes sur l'animal vivant prête à des considérations plus sérieuses, puisqu'elle met en jeu la définition même que que l'on donne d'ordinaire, et que nous avons donnée en commençant, du bacille « pseudo-diphtérique » classique. Le bacille vrai, dit-on, est seul capable de tuer le cobaye, pour lequel le « pseudo-diphtérique » n'est pas virulent ; preuve plus importante, ce bacille donne assez souvent au cobaye un œdème local léger et transitoire, et cet œdème, contrairement à celui que produit le bacille de KLEBS-LŒFFLER, n'est pas empêché, au dire de SPRONCK (97, 98) et de plusieurs auteurs après lui (FRŒNKEL (78, 113), BARBIER et ULMANN (176), RICHARDIÈRE et TOLLEMER (188), etc.), par l'injection préventive de sérum spécifique.

A notre avis, le fait même que les bacilles dits « pseudo-diphtériques » peuvent quelquefois donner de l'œdème local au cobaye ôte beaucoup de sa valeur à l'argumentation des auteurs pour qui ces bacilles ne sont jamais doués de virulence diphtérique : les manifestations locales telles que l'œdème sont si bien une preuve de cette virulence que, de l'avis de tous, le bacille de Klebs-Lœffler atténué ne produit parfois pas d'autres lésions chez l'animal. Du reste, nous montrerons par la suite que l'on peut, en augmentant les doses de l'inoculation, en changeant de sujet d'expérience, en employant les toxines, déceler l'action pathogène spécifique de bacilles qui, primitivement, en paraissaient totalement dépourvus.

Cette démonstration aurait moins de valeur si le sérum anti-diphtérique n'avait jamais d'action sur les accidents ainsi obtenus. Mais nous savons qu'il n'en est pas ainsi, puisque, nous l'avons dit, l'épreuve de Spronck ne donne pas de garanties sérieuses.

E. — *Différences cliniques.* — Pour bien des cliniciens, la longue discussion qui précède doit être oiseuse, l'action du bacille sur l'homme étant la seule chose importante à leurs yeux. Ceux-là disent, à l'appui de leurs idées séparatistes, que le bacille diphtérique vrai se trouve dans les cas avérés de diphtérie et ne se trouve que là, les « pseudo-diphtériques » existant chez les gens sains, dans les angines banales, dans les conjonctivites ou les vulvites simples (HAUSHALTER (1) VARIOT (171), GRANCHER (116), RUAULT (189), etc.).

Mais ne faut-il pas tenir compte des faits tels que nous en citerons plus loin, où le bacille d'HOFMANN et celui de KLEBS-LŒFFLER s'observent simultanément ou successivement, le premier succédant au deuxième ou réciproquement, chez le même individu ou dans le même foyer épidémique, aussi bien que dans les milieux de culture ? Cela seul devrait suffire à rendre moins affirmatifs les partisans de la théorie dualiste, mais nous irons plus loin, en prouvant, dans le chapitre suivant, que la clinique est loin de répondre toujours à la bactériologie.

En somme, d'après ce que nous venons de dire, le critérium de différenciation varie suivant les auteurs aussi bien dans la question toute théorique de la nature du bacille d'HOFMANN, que dans la question pratique du diagnostic de la diphtérie ; de plus, le critérium proposé dans les deux cas ne paraîtpas avoir une valeur absolue : la détermination de la virulence est une méthode bien artificielle, comme l'a fait remarquer MARTIN (130), étant donné qu'on la recherche sur le cobaye. Nous allons voir si les preuves expérimentales et cliniques, sur lesquelles s'appuient les unicistes, sont passibles d'aussi graves objections.

(1) HAUSHALTER. — *Congrès de Médecine* de Nancy, 1896.

II. — Théorie uniciste.

La théorie qui fait du bacille d'Hofmann un bacille de Klebs-Lœffler très atténué est surtout celle de l'Ecole bactériologique française : Roux et Yersin, (28) Martin (130) en sont les principaux défenseurs. A l'étranger, Behring (224), Flugge (33), Gorham (232), Klein (24), Koplick (37), Pès (186), Schanz (56), Spirig (194), etc., partagent leur manière de voir. D'après eux, les bacilles dits « pseudo-diphtériques », saprophytes de muqueuses normales, seraient capables, sous diverses influences, de devenir pathogènes, soit pour l'individu qui les porte, soit pour son entourage ; il y aurait là un intéressant fait de microbisme latent à ajouter à ceux que fournit l'étude du pneumocoque, du colibacille, etc. Il nous reste à examiner les arguments de ces auteurs.

A. — *Preuves expérimentales.* — La seule différence importante appréciable entre le bacille diphtérique et le « pseudo-diphtérique », celle par laquelle nous avons défini l'un et l'autre, ne paraît pas elle-même à l'abri de tout reproche. Un bacille très virulent, entretenu au laboratoire, peut devenir spontanément, brusquement, parfois sans que l'on sache exactement pourquoi, d'une virulence extrêmement faible, et artificiellement on peut même le priver de toute espèce de pouvoir pathogène (Roux et Yersin (28). De plus, un bacille non virulent pour le cobaye, l'animal de choix dans ce genre de recherches, peut être dangereux pour d'autres espèces telles que le moineau (Martin) (130), le calfat (Simonin et Benoit) (168), et cela d'une manière spécifique, puisque son action sur ces animaux peut être neutralisée par le sérum. Martin (158), également, a vu que certains bacilles non virulents sécrètent une toxine de nature diphtérique.

Nous avons vérifié ce fait, nous montrerons que la dose de culture ou de toxine injectée a son importance dans l'étude de la diphtérie. Nous avons trouvé quelques bacilles dits « pseudo-diphtériques » capables de paralyser les animaux : tous ces faits, sur lesquels nous reviendrons, pourraient être invoqués par les partisans de la théorie uniciste.

B. — *Preuves cliniques.* — Les faits invoqués par les unicistes sont ceux que nous avons signalés déjà : les bacilles diphtériques peuvent coexister chez le même individu sain, malade ou convalescent, dans le même organe ou dans des organes différents (nez et gorge, par exemple) ; ils peuvent coexister dans une même épidémie, ils peuvent alterner ou se succéder réciproquement. Enfin, la gravité des affections à bacilles pseudo-diphtériques n'est pas toujours, nous l'avons vu, aussi faible qu'on le croit, les maladies lœfflériennes pouvant être par contre extrêmement bénignes.

Bref, l'expérimentation et la clinique sont d'accord, suffisamment aux yeux des unicistes, pour établir l'existence de formes intermédiaires aux deux bacilles le plus souvent rencontrés dans la gorge et le nez des diphtériques, le bacille de KLEBS-LŒFFLER et celui d'HOFMANN, et pour faire admettre leur identité de nature.

C. — *Objections.* — Les objections que l'on peut faire à cette théorie sont peu nombreuses, et spécieuses le plus souvent. Elles sont pourtant assez importantes, dans quelques cas, pour que nous en examinions la valeur.

Tout d'abord, ce que la plupart des auteurs opposent encore aux partisans de l'unité des deux espèces, c'est l'impossibilité dans laquelle on s'est trouvé jusqu'à ce jour de transformer au laboratoire les bacilles dits « pseudo-diphtériques » en bacilles de KLEBS-LŒFFLER vrais : ROUX et YERSIN (28) ont échoué dans les tentatives qu'ils ont faites en vue d'obtenir ce résultat, et ils reconnaissent, comme après eux THOINOT et MASSELIN (28), MARTIN et SEVESTRE (130), MACÉ (240), etc., que cette preuve est la seule, et la plus démonstrative, qui reste à donner de l'identité des deux espèces. Ils ajoutent, d'ailleurs, que la valeur de l'objection tirée de ce fait négatif est bien diminuée par cet autre fait, que les bacilles diphtériques vrais eux-mêmes, lorsqu'ils ont été atténués complètement, ne peuvent récupérer leur virulence. DE SIMONI (193) sans résultat, TRUMPP (100), SALTER (190), COBBETT (228) avec quelque apparence de succès, ont essayé de nouveau de transformer des bacilles d'HOFMANN en bacilles diphtériques. Nous-même avons réussi dans des expériences analogues, auxquelles nous consacrons plus loin un chapitre spécial, et d'après lesquelles l'identité a pu être démontrée pour certains échantillons de bacilles.

Mais, nous devons l'avouer, sur certains autres échantillons, toutes les tentatives de renforcement sont inutiles, et une objection assez sérieuse à la théorie uniciste peut être tirée de ce que plusieurs de ces bacilles, rebelles aux artifices de laboratoire, possèdent des propriétés qui n'appartiennent pas aux bacilles diphtériques vrais, telles que l'odeur des cultures en bouillon, le pouvoir chromogène des colonies sur milieux solides, etc. Nous verrons ultérieurement dans quelle mesure on doit, à notre avis, tenir compte de ces faits, d'ailleurs exceptionnels.

Un troisième ordre de constatations pourrait être invoqué par les dualistes : pourquoi, pourraient-ils dire, les bacilles qui n'offrent pas la réaction d'Ernst - Neisser n'ont - ils jamais pu acquérir, spontanément ou artificiellement, de granulations acidophiles ?

A cela, nous répondrons qu'une simple différence morphologique ne suffit pas à séparer deux espèces, et que les essais négatifs déjà faits ne prouvent nullement que, par d'autres méthodes, on ne pourrait pas faire apparaître les granulations chez des bacilles qui en étaient primitivement dépourvus. D'ailleurs, les bacilles diphtériques eux-mêmes ne recouvrent pas, une fois qu'ils l'ont perdue, la propriété de se colorer par les réactifs de Neisser.

En définitive, la théorie uniciste, à laquelle nous aurions pu être tenté de nous rallier après la discussion des arguments dualistes, n'est pas toujours absolument à l'abri de toute objection. Cela nous fait entrevoir la possibilité d'une opinion mixte, à laquelle nos observations et nos expériences personnelles vont apporter leur appui, la théorie de la *pluralité des « pseudo-diphtériques.* »

CHAPITRE XI

Observations personnelles

Sous ce titre, nous grouperons les faits que nous avons observés, au cours de nos recherches, par les méthodes classiques d'investigation (examens directs, cultures, inoculations), réservant pour le chapitre suivant les résultats que nous avons obtenus par une technique spéciale, dans l'atténuation ou le renforcement de la virulence par exemple.

Quelques-uns de ces faits d'observation, assez bien démontrés déjà, ont été exposés plus haut avec des détails suffisants : tels, ceux qui ont rapport aux habitats des bacilles d'Hofmann ; nous n'y reviendrons pas ici. D'autres, moins connus, plus nouveaux, méritent de recevoir des développements que nous ne leur avons pas encore donnés : ce sont eux surtout que nous allons étudier.

Nous les ferons suivre de l'exposé des pièces justificatives relatives à la fréquence des « pseudo-diphtériques », et que nous avons résumées, chap. VIII.

I. — Rapports entre la virulence expérimentale des bacilles et l'évolution clinique des affections diphtériques (1).

Si nous plaçons en tête de ce chapitre l'étude des rapports qui existent, à propos de la diphtérie et des bacilles « pseudo-diphtériques », entre les données cliniques et les constatations expérimentales, c'est que nombre d'auteurs, surtout parmi les cliniciens, témoins des divergences survenues entre bactériologistes, et en présence du nombre considérable et toujours croissant des procédés de diagnose successivement réputés infaillibles, ont été conduits à dire que la meilleure marque de la nature diphtérique d'un bacille était la gravité des symptômes présentés par l'individu porteur de ce bacille, ou, en d'autres termes, que, dans la recherche de la virulence, c'était de la virulence pour l'homme que l'on devait uniquement s'inquiéter. Or, il n'est pas d'autre moyen de se rendre compte de cette virulence que l'observation des désordres produits dans l'organisme humain. Donc, pour ces auteurs, à propos de la question du diagnostic de la diphtérie, la médecine expérimentale perd de ses droits en faveur de la clinique, et il devient inutile de chercher à différencier exactement les bacilles isolés.

Au congrès de Nancy, en 1896, Haushalter (2)

(1) Bibliographie, 237.
(2) Haushalter. — *Congrès de médecine*. Nancy, 1896.

disait : « Jusqu'à nouvel ordre, la fausse membrane de Bretonneau doit demeurer, dans l'immense majorité des cas, avec le bacille de Lœffler, le signe de la diphtérie ». Cette phrase traduit bien l'opinion, ou plutôt la tendance à laquelle nous venons de faire allusion. Cette tendance, nous la retrouvons à chaque page, pour ainsi dire, du livre de Variot (171) : « C'est l'examen clinique, dit cet auteur, qui doit en dernier ressort rester prépondérant. Il faut que l'examen clinique corrobore la présence du bacille court pour motiver une intervention thérapeutique.... Ce serait une erreur que de donner la prépondérance à l'examen bactériologique sur l'examen clinique. Si la présence du bacille coïncide avec les manifestations cliniques de diphtérie, elle corrobore le diagnostic ; si les manifestations cliniques manquent, on doit supposer qu'on se trouve en présence du pseudo-bacille ». En somme, pour Variot, l'examen bactériologique ne renseigne d'une façon sûre que dans les cas de diphtérie à bacilles longs et enchevêtrés ; quant aux bacilles courts et parallèles, leur présence n'autorise qu'un diagnostic de probabilité, et seulement dans les cas où la clinique parle dans ce sens. Et le même auteur applique ses idées à l'hygiène des écoles et à la prophylaxie de la diphtérie : pour lui, si, prenant à la lettre les circulaires adressées aux médecins inspecteurs des écoles de la ville de Paris, on séparait de leurs camarades tous les enfants qui ont dans le pharynx des formes diverses de pseudo-Lœffler ou de Lœffler, on risquerait de dépeupler les écoles sans raison suffisante.

La thèse de SABATIER (95), déjà citée, n'est autre chose qu'un exposé des idées de VARIOT : elle donne, au point de vue thérapeutique, le pas à la clinique sur la bactériologie, tout en reconnaissant l'importance de celle-ci dans le diagnostic et le pronostic exacts de la diphtérie. Cette opinion est partagée par GRANCHER (116), LEMOINE (121), etc.

Plus récemment, RUAULT (189) écrit que « la recherche de la virulence à l'aide de l'expérimentation sur l'animal ne semble pas susceptible d'applications pratiques d'une utilité bien évidente... Les expériences de cet ordre, de même que les cultures sur divers milieux, constituent d'intéressantes recherches de laboratoire, mais le malade ne peut guère en tirer profit ».

Nous ne pouvons nous empêcher de reconnaître qu'une théorie qui fait, du bacille de KLEBS-LŒFFLER évidemment virulent pour un homme, le seul bacille également dangereux pour un autre, est en harmonie, sauf en ce qu'elle a d'exclusif, avec les idées introduites en pathologie générale par les microbistes actuels. On sait, en effet, qu'un bacille, accoutumé à végéter sur tel milieu naturel ou artificiel, se développera moins bien ou ne poussera pas du tout sur tel autre milieu auquel il n'est pas habitué. C'est pour cette raison qu'un microbe provenant de lésions humaines doit être plus dangereux pour l'homme qu'un microbe de même espèce provenant de lésions animales, et que la tuberculose humaine, par exemple, est plus à craindre pour l'homme que la tuberculose des bovidés, due cependant, quoi qu'en ait dit KOCH (1), au même agent pathogène.

Il n'est pas étonnant qu'il en soit ainsi pour la diphtérie, et qu'un bacille ayant fait les preuves de sa virulence en terrain humain soit plus à redouter pour l'homme qu'un autre bacille de nature intime identique, qui vit dans la gorge ou le nez en simple saprophyte.

Quoi qu'il en soit, il ne faudrait pas ériger en règle générale qu'un bacille doit être considéré comme diphtérique vrai ou comme pseudo-diphtérique, suivant qu'il provient d'affections pseudo-membraneuses graves ou d'affections banales bénignes, voire de muqueuses saines. Certains cas de diphtéries cliniques peuvent donner exclusivement des bacilles dépourvus de virulence, et, réciproquement, des gorges saines peuvent contenir des bacilles dangereux : aux examens des auteurs déjà cités, nous devons ajouter, à l'appui de ce que nous avançons, les recherches personnelles que voici :

Nous avons déterminé la virulence des 70 bacilles que nous avions isolés de cas cliniques de gravité différente, dont 40, nous le rappelons, se sont montrés virulents aux doses ordinaires et dans les circonstances habituelles, et dont 30, non virulents, méritent d'être appelés « pseudo-diphtériques ».

Nos 40 *bacilles diphtériques vrais* provenaient des cas suivants :

(1) R. Congrès de la tuberculose, Londres 1901.

11 croups guéris.
6 croups mortels.
14 angines guéries.
3 angines mortelles.
4 coryzas guéris.
1 panaris.
1 nez sain.

Nos *bacilles dits « pseudo-diphtériques »* (*non virulents*) provenaient des cas suivants :

10 angines guéries.
6 croups guéris.
1 coryza mortel.
1 panaris.
2 gorges saines.
10 nez sains.

Le cas mortel de coryza que nous venons de signaler s'est produit au décours d'une fièvre typhoïde ; cela n'ôte rien à la valeur de notre observation : la dothiénentérie n'a pu qu'affaiblir le terrain sur lequel, à l'état normal, le bacille eût été purement saprophyte, et celui-ci a bien exercé une action spécifique, de nature diphtérique.

En somme, nous avons eu, parmi les sujets porteurs de bacilles de Klebs-Lœffler, neuf morts sur quarante, et, parmi les porteurs de bacilles d'Hofmann, un mort sur trente. Cela revient à dire que nous avons relevé une mortalité de 22, 5 % dans la première série de faits, de 3,333 % dans la seconde.

La gravité de l'affection produite chez l'homme par un bacille n'est donc pas forcément en rapport avec la nature intime de ce bacille, ni par suite, avec les dangers qu'il présente pour l'entourage du porteur

II. — Etude comparée des bacilles diphtériques et pseudo-diphtériques du nez et de la gorge (1).

Si la virulence expérimentale d'un bacille n'est pas forcément en rapport, ainsi que nous venons de le démontrer, avec la gravité des symptômes que ce bacille peut déterminer chez l'homme, on peut se demander si la résistance du terrain n'est pas plus efficace encore, et si l'organisme humain ne détermine pas quelquefois, par ses réactions vis-à-vis d'un bacille virulent qui l'habite, des modifications importantes dans l'activité physiologique de celui-ci. C'est ce qui semble résulter des considérations suivantes sur le rôle atténuant possible du mucus nasal.

On a pu remarquer, à l'énumération que nous avons faite des travaux de différents auteurs, que les bacilles « pseudo-diphtériques » se rencontrent plus souvent dans le nez que dans la bouche, soit chez les individus sains, soit chez les convalescents de diphtérie. C'est ainsi que Richardière et Tollemer (188), sur le personnel de l'hôpital Trousseau, ont trouvé ce bacille treize fois sur seize examens, dont dix de mucus nasal. Dès 1893, Barbier et Ulmann (106, 176) avaient décrit, comme hôtes habituels des fosses nasales, des bacilles non virulents, ne différant du bacille d'Hofmann que par leur forme renflée en navette. De Simoni (192) affirme la présence fréquente des bacilles « pseudo-diphtériques » sur la

(1) Voyez Bibliographie, 234 et 237.

muqueuse du nez. Rappelons que d'autres les ont signalés dans les croûtes nasales des ozéneux, dans les appareils voisins des fosses nasales ou communiquant avec elles : appareil lacrymal, conjonctive, oreille (voir chapitre VIII).

Les auteurs qui se sont occupés de la persistance du bacille chez les convalescents de diphtérie l'ont surtout rencontré dans le nez (Tézenas du Montcel (57), Sevestre et Méry (66), Legendre et Pochon (65); ces derniers ont constaté la disparition de la virulence dans ces conditions, et, dans la plupart des autres cas, la tolérance de l'organisme vis-à-vis du bacille montre combien celui-ci a perdu de son pouvoir pathogène.

Nos recherches personnelles, ainsi que celles de Gorham (232), contemporaines des nôtres, paraissent confirmer les résultats de ces différents travaux. Elles portent sur des bacilles dont nous connaissons déjà la provenance, qu'il est bon cependant de rappeler.

A. — *Examens fortuits.* — Nous devons grouper d'abord toute une série de faits, les premiers en date, dans lesquels nos expériences n'ont pas été conduites aussi rigoureusement qu'elles le furent par la suite. En effet, l'examen bactériologique du nez fut pratiqué seulement lorsqu'il y avait coryza, et, dans ces cas, les mucosités nasales et amygdaliennes furent portées sur le même tube de sérum. A la suite du passage d'un enfant atteint de croup, rapidement évacué, dans un hôpital de convalescents, il se déclara, sur 75 enfants répartis en deux salles, deux cas de diphtérie, douze cas d'angine banale, neuf cas de léger coryza. Toutes les gorges, saines ou malades, furent examinées bactériologiquement. On trouva le bacille « pseudo-diphtérique » cinq fois sur les 14 cas d'angine, et six fois sur les 52 gorges saines, le mucus nasal n'ayant été ensemencé dans aucun de ces cas, et six fois sur les 9 cas de coryza, la culture ayant intéressé à la fois les fosses nasales et les amygdales. Bref, dans ce premier groupe de faits, que nous rapportons seulement pour mémoire à cause de leur signification contestable, il nous a paru que la proportion des cas positifs augmentait notablement lorsque l'on complétait l'examen bactériologique de la gorge par celui des fosses nasales.

B. — *Examens systématiques.* — Instruit par ces résultats, nous fîmes systématiquement, dans la suite, l'examen bactériologique parallèle de la gorge et du nez. Ces nouvelles recherches portèrent sur 14 adultes ayant cohabité avec des diphtériques, sur 5 angines simples et sur 16 individus sains à l'abri de tout contage. Sur 14 hommes adultes, traités à l'Hôtel-Dieu dans une salle de médecine où avait séjourné un diphtérique, quatre, atteints de coryza, furent trouvés porteurs de bacilles de Klebs-Lœffler dans le nez ; dans les 10 autres cas, en l'absence de toute lésion nasale ou amygdalienne, le bacille de Klebs-Lœffler fut trouvé une fois dans la gorge, le « pseudo-diphtérique » six fois dans le nez seul, une fois dans le nez et la gorge ; il y eut deux cas entièrement négatifs. Dans cinq cas d'angine érythémateuse banale, en dehors de tout contage diphtéritique le « pseudo-diphtérique » fut rencontré seulement une fois, et c'était exclusivement dans le mucus nasal.

Enfin, dans une salle de médecine de l'Hôtel-Dieu. en l'absence de tout contact avec des diphtériques, nous pratiquâmes sur toutes les malades, au nombre de 16, l'examen bactériologique de la gorge et des fosses nasales, ces cavités étant absolument saines : pour la gorge, tous les résultats furent négatifs ; pour le nez, il y eut 7 « pseudo-diphtériques » sur les 16 cas.

En somme, dans l'ensemble de ces 35 examens, nous avons trouvé le pseudo-diphtérique quinze fois dans le nez, une fois seulement dans la gorge, ce qui donne un pourcentage de 2,85 *pour la gorge et de* 42,85 *pour le nez*.

C. — *Inoculations* — Cette constatation nous a suggéré l'idée que, peut-être, le bacille « pseudo-diphtérique », saprophyte si fréquent du mucus nasal, n'était souvent qu'un bacille de Klebs-Loeffler atténué par ce mucus. L'action bactéricide des sécrétions nasales est bien connue (Wurtz et Lermoyez (1) quoique contestée (Park et Wright) (2), et l'on sait que les parties postérieures des fosses nasales sont aseptiques (Saint-Clair Thomson et Hewlett (3),

(1) R. Wurtz et M. Lermoyez. — Le pouvoir bactéricide du mucus nasal. *Ann. des mal. de l'oreille et du larynx*, 1893. 661.

(2) W. Park and J. Wright. — Les microbes du nez à l'état normal. *Ann. des mal. de l'oreille et du larynx*. 1888, 113.

(3) St-Clair-Thomson et Hewlett. — *The Lancet*, 1896, 86.

contrairement aux parties antérieures où fourmillent des microbes dangereux, tels que le bacille de KOCH, STRAUS (1) CARLO MONARI (2). De plus, l'influence de la mucine sur le bacille diphtérique a été démontrée tout récemment par F. ARLOING (3). Aussi avons-nous étudié parallèlement les propriétés pathogènes des échantillons que nous avons pu isoler dans sept cas où il y avait coexistence de bacilles diphtériques ou pseudo-diphtériques dans la gorge et dans le nez, chez un même individu. De ces cas, deux proviennent des malades que nous avons examinés en série et dont nous avons déjà parlé, les cinq autres sont des cas isolés d'angine ou de laryngite suspectes de diphtérie.

a). Dans nos trois premiers cas, les bacilles retirés de la gorge étant virulents ou toxiques, les bacilles retirés du nez sont absolument inoffensifs. Dans le premier (seul parmi les sept observés), la morphologie microscopique a varié, les bacilles de la gorge étant longs, ceux du nez étant courts (l'aspect macroscopique des cultures a toujours été classique). Voici d'ailleurs leur description (4) :

(1) STRAUS. — *La tuberculose et son bacille.*

(2) C. MONARI. — *Bollet. del mal. del orech.*, 1898.

(3) F. ARLOING. — Influence de la mucine sur le bacille diphtérique et sa toxine, *Soc. Sc. Méd. Lyon*, déc. 1901.

(4) N.-B. — Les numéros par lesquels nous désignons nos bacilles correspondent à ceux des tableaux du chapitre XII.

1° *Bacilles* 25 *et* 26, provenant d'une angine pseudo-membraneuse sans lésions nasales, avec fièvre guérie en six jours par le sérum (B..., 5 ans 1/2).

Virulence des bacilles longs de la gorge : 1 cc. tue le cobaye en 3 jours 1/2 (culture en bouillon âgée de 24 heures), avec lésions classiques; un cobaye ayant reçu 1 cc. de sérum anti-diphtérique résiste à l'inoculation de 2 cc. de culture faite six heures plus tard.

Virulence des bacilles courts du nez : 10 cc. ne tuent pas le cobaye.

2° *Bacilles* 39 *et* 44, provenant d'un croup sans lésions amygdaliennes ni nasales, avec fièvre, guéri en onze jours par le sérum et le tubage (B..., M., 5 ans 1/2).

Virulence des bacilles de la gorge : 1 cc. tue le cobaye en huit jours, avec lésions classiques ; un cobaye ayant reçu 1 cc. de sérum antidiphtérique résiste à l'inoculation de 2 cc. de culture faite six heures plus tard.

Virulence des bacilles du nez : 10 cc. ne tuent pas le cobaye.

3° *Bacilles* 43 *et* 42, provenant d'une angine à points blancs sans lésions nasales, sans fièvre, guérie en quatre jours (B. P... 6 ans).

Virulence nulle dans le nez et dans la gorge : 10 cc. ne tuent pas le cobaye.

Toxicité des cultures filtrées des bacilles de la gorge : 1 cc. de culture filtrée à l'âge de huit jours tue le cobaye en cinq jours avec lésions classiques ; un cobaye ayant reçu 1 cc. de sérum antidiphtérique résiste à l'inoculation de 1 cc. de toxine faite six heures plus tard.

Toxicité des bacilles du nez : 10 cc. de culture filtrée ne tuent pas le cobaye.

b) Dans les deux cas suivants, la virulence des bacilles isolés était nulle, qu'il s'agisse de ceux de la gorge ou de ceux du nez :

4° *Bacilles 29 et 30*, provenant d'une gorge saine et de fosses nasales saines (A...).

Virulence nulle : 10 cc. ne tuent pas le cobaye.

5° *Bacilles 41 et 48*, provenant d'une angine pultacée avec fièvre, rapidement guérie (H...).

Virulence nulle : 10 cc. ne tuent pas le cobaye.

c) Dans les deux derniers cas, la virulence des bacilles retirés du nez s'est montrée à peu près égale à celle des bacilles retirés de la gorge. Mais dans ces cas, il y avait coexistence d'angine et de coryza (6°) ou même coryza sans angine (7°).

6° *Bacilles 49 et 50*, provenant d'une angine pseudo-membraneuse avec croup, coryza, fièvre albuminurie; guérison en quinze jours par le sérum, le tubage et la trachéotomie (G... 2 ans et demi).

Virulence des bacilles de la gorge : 1 cc. tue le cobaye en 60 heures, avec lésions classiques; un cobaye ayant reçu 1 cc. de sérum antidiphtérique résiste à l'inoculation de 2 cc. de culture faite six heures plus tard.

Virulence des bacilles du nez : résultats absolument identiques.

7° *Bacilles 36 et 37*, provenant d'un coryza pseudo-membraneux sans angine, avec conjonctivite, fièvre, albuminurie; guérison (R... 25 ans).

Virulence des bacilles de la gorge : 1 cc. tue le cobaye en quarante heures, avec lésions classiques.

Virulence des bacilles du nez : 1 cc. tue le cobaye en 28 heures, avec lésions classiques.

Dans les deux cas, les cobayes injectés préventivement avec du sérum antidiphtérique ont résisté.

En somme, toutes les fois que la muqueuse nasale

était saine (1°, 2°, 3°, 4°, 5°), que la gorge contînt ou ne contînt pas de bacilles actifs, les bacilles du nez nous ont paru dépourvus de pouvoir pathogène ; lorsqu'il y avait coryza, les bacilles du nez se sont montrés virulents.

D.—*Conclusions* —Il semble que,si l'on rencontre des bacilles virulents dans les mucosités du coryza diphtérique, le mucus nasal sain renferme des bacilles non virulents, dits « pseudo-diphtériques », beaucoup plus fréquemment que les sécrétions amygdaliennes. La question peut se poser, de savoir si l'absence de virulence dans ces cas n'est pas due au pouvoir atténuant du mucus nasal.

On peut également se demander si, pratiquement, du mucus provenant de cavités nasales saines peut propager la diphtérie. Nos faits tendraient à faire admettre la négative.

III. — Bacilles diphtériques et « pseudo-diphtériques » chez un même individu ou dans un même foyer épidémique.

Le chapitre précédent discute l'hypothèse de la transformation spontanée du bacille diphtérique en bacille d'Hofmann. Dans celui-ci, au contraire, nous insisterons surtout sur les cas où des bacilles, de saprophytes qu'ils étaient, paraissent devenir pathogènes, soit chez un même individu, soit dans une même collectivité.

En réalité, tous les rapports de succession sont possibles entre les bacilles diphtériques et « pseudo-diphtériques », aussi bien chez l'homme que dans les milieux de culture.

Ces bacilles peuvent coexister chez un même individu, soit dans un même point de l'organisme, soit en deux points rapprochés (nez et gorge), comme nous venons de le voir, soit en des points très éloignés tels que la gorge et la protubérance (Barbier et Tollemer) (140).

Ils peuvent, à plus forte raison, coexister dans un même foyer épidémique : dans trois des salles de malades que nous avons examinées, nous les trouvâmes indifféremment, sur les muqueuses saines ou enflammées. Dans un même pavillon de diphtériques, à l'hôpital de la Charité, au milieu de malades de la même catégorie, nous vîmes successivement, en l'espace de plusieurs mois, neuf personnes adultes prendre par contagion des angines bénignes pour la plupart : c'étaient trois internes, dont nous-même, un élève stagiaire, une infirmière, une nourrice et trois sœurs ; les bacilles rencontrés furent indistinctement longs ou courts, virulents ou inactifs, donnant ou ne donnant pas la réaction d'Ernst-Neisser.

Dans un autre ordre d'idées, nous savons déjà que des bacilles actifs peuvent perdre leur virulence chez un même individu (Sevestre (68), Legendre et Pochon, etc.) (65). Nous avons observé, dans une même famille, à quelque temps de distance, deux cas d'angine assez graves chez deux enfants, dont le premier était porteur de bacilles de Klebs-Lœffler, le second de bacilles « pseudo-diphtériques. »

Inversement, nous allons voir, par un simple calcul fait d'après nos statistiques, que la transformation naturelle du bacille « pseudo-diphtérique » en bacille virulent ne paraît pas être une rareté.

N'est-il pas remarquable, en effet, que la fréquence du bacille d'HOFMANN, qui est de 31,875 %, d'après nos recherches chez les individus à l'abri de tout contage, soit de 17,500 % seulement dans les cas suspects de diphtérie ? Ce fait, en partie attribuable à ce que ce dernier chiffre a été obtenu en étudiant des cas isolés, ne pourrait-il pas s'expliquer, en partie, par la transformation, chez un certain nombre de sujets, du bacille inactif en bacille virulent ?

L'hypothèse de la transformation d'un micro-organisme saprophyte en agent pathogène n'est pas nouvelle : elle a été émise pour le coli-bacille, le pneumocoque, etc. Elle cadre bien, pour le sujet qui nous occupe, avec les expériences que nous avons entreprises et que nous rapportons dans le chapitre suivant.

IV. — Pièces justificatives relatives a la fréquence des bacilles dits « pseudo-diptériques »

Ce tableau n'est qu'un simple exposé de faits. Les conclusions qui s'en dégagent ont été développées suffisamment plus haut.

A. — Enfants convalescents.

(Service du Dr Chatin à l'Asile P.-M. Perret.)

Contact avec des diphtériques.

a) *Diphtéries confirmées*

0.— 30 janvier 1899 X..	Croup d'emblée, tubage, trachéotomie.	*Non examiné par nous* (cas princeps). Six jours plus tard, streptocoques.
1.— 3 février. Ja...	Croup il y a 1 mois et demi, paralysies diphtériques récentes	Culture pure de bacilles courts et trapus, souvent groupés en amas, gardant bien le Gram, *virulents* : *bacilles diphtériques courts*.
2.— 4 février. Pé...	Angine, coryza (Nez et gorge).	Cocci. *Bacilles diphtériques longs, virulents.*

b) *Angines suspectes*

3. — 31 janvier 1899 N...	Angine pultacée.	Cocci nombreux. Assez nombreux *bacilles courts gardant le Gram, non virulents.*
4. — 31 janvier. G...	Angine pultacée.	Gros bacilles gardant très mal le Gram, à peu près purs.
5. — 31 janvier. Pey...	Angine pultacée.	Cocci nombreux. Quelques rares *bacilles courts gardant le Gram, non virulents.*
6. — 1er février. Jo...	Angine pultacée.	Cocci. Quelques gros bacilles, décolorés par le Gram.
7. — 3 février. Vi...	Angine catarrhale.	Culture pure de *bacilles courts gardant le Gram, non virulents.*
8. — 3 février. F...	Angine pultacée.	Staphylocoques. *Bacilles courts gardant le Gram, non virulents.*
9. — 4 février. Sol...	Angine pultacée,	Nombreux bacilles décolorés. Quelques *bacilles courts gardant le Gram, non virulents.*
10. — 4 février. La..	Angine herpétique.	Bacilles courts décolorés par le Gram.
11. — 6 février. Dé...	Angine cryptique.	Staphylocoques. Longs bacilles minces décorés par le Gram.
12. — 6 février. Ri...	Angine pultacée	Cocci à l'état de pureté.
13. — 6 février. Gal...	Angine pultacée.	Cocci lancéolés, groupés par deux, gardant le Gram : pneumocoques, très probablement.
14. — 9 février. Bel...	Angine catarrhale.	Culture pure de cocci.

c) *Coryzas légers* (1)

15. — 24 février. Cur...	Gorge saine. Léger coryza.	Culture stérile.
16. — 25 février. Gi...	Gorge saine. Léger coryza.	Cocci. *Bacilles courts, trapus et homogènes, gardant le Gram*, groupés en palissade ou en V. *non virulents.*
17. — 25 février, Cor.	Gorge saine. Léger coryza.	*Mêmes résultats.* Réaction de Neisser négative.
18. — 2 mars. Per. .	Gorge saine. Léger coryza.	Cocci. *Bacilles courts gardant le Gram*, renflés en navette, *non virulents.* Réaction de Neisser négative.
19. — 2 mars. Bou...	Gorge saine. Léger coryza.	Cocci. *Bacilles courts gardant le Gram, non virulents.* Réaction de Neisser négative.
20. — 3 mars. Re...	Gorge saine. Léger coryza.	Cocci. *Bacilles courts gardant le Gram, non virulents.* Réaction de Neisser négative,
21. — 3 mars. Bo...	Gorge saine. Léger coryza.	Cocci.
22. — 7 mars, Bo...	Gorge saine. Léger coryza.	Cocci. *Bacilles courts gardant le Gram, non virulents.*
23. — 8 mars. Fro...	Gorge saine. Léger coryza.	Cocci variés.

(1) On a cultivé, dans ces cas, les sécrétions nasales et amygdaliennes.

d) *Enfants sains*

24. — 24 février. Ber...	Gorge saine.	Cocci divers. *Bacilles courts et trapus*, groupés en accent circonflexe ou en palissade, *gardant le Gram, non virulents.*
25. — 24 février. Dé...	Gorge saine.	Cocci nombreux. Quelques bacilles décolorés par le Gram.
26. — 24 février. Jo...	Gorge saine.	Cocci divers.
27. — 25 février. Born...	Gorge saine.	Cocci. *Bacilles courts, trapus et homogènes, gardant le Gram, non virulents*, groupés en palissade ou en V. Réaction de Neisser négative.
28. — 25 février. Tho...	Gorge saine.	Cocci divers.
29. — 27 février. Frau...	Gorge saine.	Cocci. Gros diplo-bacilles décolorés par le Gram.
30. — 7 février. Ber...	Gorge saine.	Staphylocoques et streptocoques.
31. — 27 février. O...	Gorge saine.	Cocci. Bacilles décolorés par le Gram.
32. — 27 février. Ge...	Gorge saine.	Cocci. *Bacilles courts prenant le Gram*, en V. ou en palissade, *non virulents.*
33. — 28 février. Lob...	Gorge saine.	Cocci. Bacilles décolorés par le Gram.
34. — 28 février. Hour...	Gorge saine.	Gros bacilles décolorés par le Gram.
35. — 28 février. Ba...	Gorge saine.	Nombreux cocci. Quelques rares *bacilles diphtériques longs, virulents.*
36. — 28 février. Oh...	Gorge saine.	Cocci.

37. — 1er mars. Du...	Gorge saine.	Cocci. Bacilles décolorés par le Gram.
38. — 1er mars. G...	Gorge saine.	Cocci. *Bacilles courts, gardant le Gram*, légèrement renflés en navette, *non virulents*. Réaction de Neisser négative.
39. — 1er mars. Le...	Gorge saine.	Cocci.
40. — 1er mars. Juc...	Gorge saine.	Cocci.
41. — 1er mars. Boz...	Gorge saine.	Streptocoques.
42. — 1er mars. Occi...	Gorge saine.	Streptocoques.
43. — 1er mars. Bon...	Gorge saine.	Cocci. *Bacilles courts gardant le Gram*, légèrement fusiformes, *non virulents*.
44. — 2 mars. No...	Gorge saine.	Cocci.
45. — 2 mars. B...	Gorge saine.	Cocci isolés; streptocoques.
46. — 2 mars. Re...	Gorge saine.	Streptocoques.
47. — 2 mars. Ja...	Gorge saine.	Streptocoques ; cocci isolés.
48. — 2 mars. Ro...	Gorge saine.	Cocci. Bacilles décolorés par le Gram.
49. — 2 mars. Cu...	Gorge saine.	*Bacilles courts gardant le Gram, non virulents.*
50. — 3 mars. Bré...	Gorge saine.	Bacilles décolorés par le Gram.

51.— 3 mars. B. .	Gorge saine.	Cocci. *Bacilles courts gardant le Gram non virulents.* Réaction de Nesser négative.
52.— 3 mars. V...	Gorge saine.	Streptocoques.
53.— 3 mars. Lau...	Gorge saine.	Streptocoques. Cocci.
54.— 3 mars. Po...	Gorge saine.	Cocci isolés, streptocoques. Bacilles décolorés par le Gram.
55. — 7 mars. Bre...	Gorge saine.	Cocci.
56.— 7 mars. Fau...	Gorge saine.	Cocci. Bacilles décolorés par le Gram.
57.— 7 mars. Au...	Gorge saine.	Streptocoques. Grands bacilles décolorés par le Gram.
58.— 7 mars. Cor...	Gorge saine.	Cocci. Grands bacilles décolorés par le Gram.
59.— 7 mars. Ja...	Gorge saine.	Cocci divers
60.— 7 mars. Va...	Gorge saine.	Streptocoques.
61.— 7 mars. Gal...	Gorge saine.	Culture stérile.
62.— 7 mars. Sé...	Gorge saine.	Streptocoques. Grands bacilles décolorés par le Gram.
63.— 7 mars. Rey...	Gorge saine.	Cocci isolés. Streptocoques.
64.— 7 mars. G...	Gorge saine	Cocci.

65. — 7 mars. Guill...	Gorge saine.	Streptocoques. Grands bacilles décolorés par le Gram.
66. — 8 mars. Rou...	Gorge saine.	Culture stérile.
67. — 8 mars. Bail...	Gorge saine.	Cocci isolés. Streptocoques. Longs bacilles décolorés par le Gram.
68. — 8 mars. Rou...	Gorge saine.	Culture stérile.
69. — 8 mars. Ay...	Gorge saine.	Streptocoques.
70. — 8 mars. Ra...	Gorge saine.	Streptocoques.
71. — 8 mars. Pas...	Gorge saine.	Cocci isolés, streptocoques.
72. 8 mars. Iss...	Gorge saine.	Cocci. Longs bacilles décolorés par le Gram.
73. — 8 mars. Pé...	Gorge saine.	Cocci.
74. — 8 mars. Ro...	Gorge saine.	Cocci.
75. — 8 mars. Du...	Gorge saine.	Cocci. Longs bacilles décolorés par le Gram

En somme :

5 « pseudo-diphtériques » sur 14 cas d'angine, dont deux cliniquement et bactériologiquement diphtériques.

6 sur 9 cas de coryza.

6 sur 52 cas où la gorge est saine.

17 sur 75 cas au total.

B. HOMMES ADULTES, SALLE DE MÉDECINE INTERNE

(Service du Dr Josserand à l'Hôtel-Dieu.)

CONTACT AVEC DES DIPHTÉRIQUES

a) *Diphtéries confirmées*

1. — 19 fév. 1900. L. A., 41 ans.	Fièvre typhoïde. Diphtérie nasale. Mort.	Cocci. *Bacilles de Lœffler* dans le nez, *virulents*.
2. — 24 février. B. M., 17 ans.	Fièvre typhoïde. Diphtérie nasale. Guérison.	Cocci. *Bacilles de Lœffler* dans le nez, *virulents*.
3. — 15 mars. R. A., 25 ans.	Fièvre typhoïde. Diphtérie nasale. Guérison.	Cocci. *Bacilles de Lœffler* dans le nez et la gorge, *virulents*.
4. — 25 janv. B. R., 25 ans.	Angine diphtérique. Coryza diphtérique.	*Bacilles de Lœffler* dans le nez et la gorge, *virulents*.

b) *Gorges saines, fosses nasales saines*

5. — 14 mars. B. P., 25 ans.	Etat normal.	Gorge et nez : staphylocoques.
6. — 14 mars. R....	Artério-sclérose.	Gorge. Cocci. *Bacilles courts prenant le Gram, virulents*. Réaction de Neisser positive. Nez : Bacilles décolorés par le Gram.
7. — 14 mars. P. J., 83 ans.	Emphysème. Bronchite.	Gorge : Bacilles décolorés par le Gram. Nez : *Bacilles courts prenant le Gram, non virulents*. Réaction de Neisser négative.
8. — 14 mars. R. J., 44 ans.	Tuberculose pulmonaire.	Gorge et nez : Cocci. *Bacilles courts prenant le Gram, non virulents*. Réaction de Neisser négative.

9. — 16 mars. B....	Ramollissement cérébral.	Gorge et nez : Bacilles décolorés par le Gram.
10. — 16 mars. H....	Sclérose en plaques.	Gorge : Culture stérile. Nez : Cocci. *Bacilles courts prenant le Gram, non virulents.* Réaction de Neisser négative.
11. — 16 mars. M. P., 46 ans.	Hystérie traumatique.	Gorge : Staphylocoques. Nez : Staphylocoques. *Bacilles courts prenant le Gram, non virulents.* Réaction de Neisser négative.
12. — 16 mars. J. C., 61 ans.	Myélite transverse syphilitique.	Gorge : Bacilles décolorés par le Gram. Nez : Cocci. *Bacilles courts prenant le Gram, non virulents.* Réaction de Neisser négative.
13. — 16 mars. R....	Hystérie	Gorge : Staphylocoques. Nez : Cocci. *Bacilles courts prenant le Gram, non virulents.* Réaction de Neisser négative.
14. — 16 mars. G., 38 ans.	Epilepsie.	Gorge : Staphylocoques. Nez : *Bacilles courts prenant le Gram, non virulents.* Réaction de Neisser négative.

En somme :

Bacilles de Lœffler 4 fois dans 4 cas de coryza diphtérique, 1 fois dans une gorge saine.

Bacilles « pseudo-diphtériques » dans le nez seul, en l'absence de toute lésion, 6 fois ; dans le nez et la gorge, en l'absence de toute lésion, 1 fois.

Deux cas négatifs.

C. TROISIÈME SALLE DE FEMMES FIÉVREUSES

(Service du Pr Renaut, à l'Hôtel-Dieu.)

CINQ CAS D'ANGINE ÉRYTHÉMATEUSE BANALE, PAS DE CONTACT AVEC DES DIPHTÉRIQUES

1. — 1er avril 1900, No 8.	Fièvre typhoïde. Angine érythémateuse simple. Fosses nasales saines.	Gorge : Tétragène. Nez : Culture stérile.
2. — 1er avril. No 12.	Fièvre typhoïde. Angine érythémateuse simple. Fosses nasales saines.	Gorge et nez : Staphylocoques.
3. — 2 avril. No 30.	Tabès. Angine érythémateuse simple. Fosses nasales saines.	Gorge et nez : Staphylocoques.
4. — 3 avril. No 33.	Rhumatisme noueux. Angine érythémateuse simple. Fosses nasales saines.	Gorge et nez : Staphylocoques.
5. — 3 avril. No 36.	Goitre exophtalmique. Angine érythémateuse simple. Fosses nasales saines.	Gorge : Culture stérile. Nez ; Cocci : *Bacilles courts gardant le Gram, non virulents.* Réaction de Neisser négative.

En résumé :

4 cas négatifs.
1 « pseudo-diphtérique » (culture de mucus nasal).

D, FEMMES ADULTES, SALLE DE MÉDECINE INTERNE
(Service du Pr Renaut à l'Hôtel-Dieu.)

PAS DE CONTACT AVEC DES DIPHTÉRIQUES, GORGE ET FOSSES NASALES ABSOLUMENT SAINES

1. — 28 avril 1900. C. E., 50 ans.	Alcoolisme chronique.	Gorge : Bacilles décolorés par le Gram. Nez : *Bacilles courts prenant le Gram, non virulents.* Réaction de Neisser négative.
2. — 28 avril. M. C., 7 ans.	Chorée hystérique.	Gorge : Culture stérile (en 24 h.) Nez : *Bacilles courts prenant le Gram., non virulents.* Réaction de Neisser négative.
3. — 28 avril. R. M., 53 ans.	Alcoolisme chronique.	Gorge : Culture stérile. Nez : *Bacilles courts prenant le Gram., non virulents.* Réaction de Neisser négative.
4. — 28 avril. D. M., 35 ans.	Néphrite interstitielle.	Gorge ; Culture stérile. Nez : *Bacilles courts prenant le Gram., non virulents.* Réaction de Neisser négative.
5. — 28 avril. M. R., 54 ans.	Alcoolisme chronique.	Gorge et nez : cultures stériles.
6. — 28 avril. J. M., 68 ans.	Myocardite chronique.	Gorge : cultures stériles. Nez : staphylocoques. *Bacilles courts prenant le Gram, non virulents.* Réaction de Neisser négative.
7. — 28 avril. M. M., 25 ans.	Fièvre typhoïde.	Gorge et nez : cultures stériles.
8. — 30 avril. P. P., 44 ans.	Atrophie musculaire progressive.	Gorge et nez : cultures stériles.
9. — 30 avril. G. J., 21 ans.	Rhumatisme chronique déformant.	Gorge et nez : cultures stériles.

10. — 30 avril. B J., 27 ans.	Phlegmatia alba dolens.	Gorge et nez : cultures stériles.
11. — 30 avril. B.P., 49 ans.	Maladie de Basedow. Insuffisance mitrale.	Nez : cocci. *Bacilles courts prenant le Gram, non virulents.* Réaction de Neisser négative.
12. — 30 avril. P. F., 35 ans.	Alcoolisme chronique.	Gorge et nez : cultures stériles.
13. — 30 avril. G.A., 55 ans.	Maladie de Basedow. Sciatique.	Gorge et nez : bacilles mobiles décolorés par le Gram.
14. — 30 avril. P. J., 27 ans.	Rhumatisme chronique déformant.	Gorge et nez : staphylocoques.
15. — 30 avril. B. A., 31 ans.	Rhumatisme chronique déformant.	Gorge : staphylocoques. Nez : culture stérile.
16. — 30 avril. R. F., 34 ans.	Tuberculose pulmonaire.	Gorge : culture stérile. Nez : *Bacilles courts prenant le Gram, non virulents.* Réaction de Neisser négative.

En somme :

Pour la gorge, résultats toujours négatifs.
Pour le nez, 7 bacilles « pseudo-diphtériques. »

E. — Angines ou laryngites suspectes, cas isolés observés a leur admission dans le service du Dr Rabot a la Charité (15 janvier. — 15 avril 1900).

Nous ne diviserons pas ces cas suivant qu'ils ont trait à des angines ou à des laryngites, la plupart étant complexes : nous étudierons d'abord ceux où les bacilles suspects ont été rencontrés dans la gorge, puis ceux où ils ont été trouvés dans le nez.

a). *Bacilles dans la gorge* :

1. — 16 janvier 1900 A. Font...	Croup guéri.	Cocci isolés, staphylocoques et streptocoques. Nombreux bacilles longs et grêles, granuleux et enchevêtrés, prenant le Gram et le Neisser, *tuant le cobaye en 24 h.*
2. — 20 janvier. O. P...	Croup mortel avec angine.	Quelques cocci isolés, en amas ou en chaînettes. Bacilles moyens, homogènes, parallèles, prenant le Gram et le Neisser, *tuant le cobaye en 18 h.*
3. — 22 janvier. J. Tourn...	Angine toxique mortelle avec laryngite.	Quelques cocci. Bacilles longs et grêles, granuleux et enchevêtrés, prenant le Gram et le Neisser, *tuant le cobaye en 20 h.*
4. — 24 janvier. L. Mar...	Croup mortel.	Cocci. Bacilles moyens, homogènes, parallèles et enchevêtrés, prenant le Gram et le Neisser, *tuant le cobaye en 36 h.*
5. — 25 janvier. Bes...	Angine bénigne.	Quelques cocci Bacilles longs et grêles, granuleux et enchevêtrés, prenant le Gram et le Neisser, *ne tuant pas le cobaye.*
6. — 26 janvier. A. Bren...	Croup guéri avec angine.	Quelques cocci. Bacilles courts, trapus, homogènes, parallèles, prenant le Gram et le Neisser, *tuant le cobaye en 78 h.*
7. — 17 janvier. Kœl...	Angine bénigne.	Quelques streptocoques. Bacilles longs et grêles, granuleux et enchevêtrés, prenant le Gram et le Neisser, *tuant le cobaye en 24 h.*
8. — 6 février. A. Ragu...	Angine guérie.	Staphylocoques. Bacilles moyens, homogènes, en V, en palissade, prenant le Gram, non le Neisser, *tuant le cobaye en 20 h.*

9. — 13 février. C. Mi...	Croup mortel avec angine et coryza.	Bacilles longs et grêles, granuleux et enchevêtrés, prenant le Gram et le Neisser, *tuant le cobaye en 12 h.*
10. — 14 février. L. Fa...	Angine toxique mortelle avec laryngite et coryza.	Staphylocoques. Bacilles longs et grêles, granuleux et enchevêtrés, prenant le Gram et le Neisser, *tuant le cobaye en 24 h.*
11. — 12 février. Sr Mat...	Angine bénigne.	Quelques staphylocoques. Bacilles moyens, granuleux, en palissade, prenant le Gram et le Neisser, *tuant le cobaye en 36 h.*
12. — 16 février. E. Gui...	Angine guérie avec laryngite.	Bacilles longs et grêles, granuleux et enchevêtrés, prenant le Gram et le Neisser, *ne tuant pas le cobaye.*
13. — 20 février. R. Da...	Croup avec angine.	Bacilles courts, trapus, homogènes, en V, en palissade, prenant le Gram et le Neisser, *ne tuant pas le cobaye.*
14. — 22 février. F. Vér...	Croup guéri?	Staphylocoques. Bacilles longs et grêles, granuleux et enchevêtrés, prenant le Gram et le Neisser, *tuant le cobaye en 60 h.*
15. — 24 février. Cl. Mont...	Angine guérie.	Cocci. Bacilles longs et grêles, granuleux et enchevêtrés, prenant le Gram et le Neisser, *tuant le cobaye en 18 h.*
16. — 1er mars. G. Vic...	Croup guéri avec coryza	Bacilles courts, trapus, homogènes, en V, en palissade, prenant le Gram et le Neisser, *ne tuant pas le cobaye.*
17. — 2 mars. E. For...	Angine bénigne.	Bacilles longs et grêles, granuleux et enchevêtrés, prenant le Gram, non le Neisser, *tuant le cobaye en 40 h.*
18. — 9 mars. Sr D...	Angine bénigne.	Bacilles longs et grêles, granuleux et enchevêtrés, prenant le Gram et le Neisser, *tuant le cobaye en 24 h.*
19. — 6 mars. V. Bo...	Angine guérie.	Staphylocoques. Bacilles courts et trapus, homogènes, en V, en palissade, prenant le Gram, non le Neisser, *ne tuant pas le cobaye.*

20. — 6 mars. E. Br.	Angine guérie.	Streptocoques. Bacilles longs et grêles, granuleux et enchevêtrés, prenant le Gram et le Neisser, *tuant le cobaye en 3 jours 1/2.*
21. — 16 mars. P. Rom...	Croup guéri avec angine.	Staphylocoques. Bacilles courts et trapus, en V, en palissade, homogènes, prenant le Gram et le Neisser, *ne tuant pas le cobaye en 24 h.*
22. — 22 mars. P. Lar.	Croup guéri.	Staphylocoques. Bacilles courts, trapus, homogènes, en V, en palissade, prenant le Gram et le Neisser, *tuant le cobaye.*
23. — 13 mars. M. Ar...	Croup mortel.	Rares cocci. Bacilles moyens, enchevêtrés, granuleux, prenant le Gram, non le Neisser, *tuant le cobaye en 10 heures.*
24. — 15 mars. M. Ber...	Croup guéri.	Bacilles courts, trapus, homogènes, parallèles, prenant le Gram, non le Neisser, *tuant le cobaye en 8 jours.*
25. — 6 mars. Ph. Dup.	Croup mortel avec angine.	Bacilles moyens et intermédiaires, prenant le Gram et le Neisser, *tuant le cobaye en 28 heures.*
26. — 20 mars. F. Br...	Angine guérie.	Bacilles courts et trapus, homogènes et parallèles, prenant le Gram et le Neisser, *ne tuant pas le cobaye.*
27. — 22 mars. L. F...	Angine guérie.	Bacilles moyens, granuleux, parallèles ou enchevêtrés, prenant le Gram et le Neisser *tuant le cobaye en 30 heures.*
28. — 18 mars. C. Del...	Angine toxique mortelle avec coryza..	Staphylocoques. Bacilles longs et grêles, granuleux et enchevêtrés, prenant le Gram et le Neisser, *tuant le cobaye en 30 heures.*
29. — 14 mars. L. H...	Angine guérie.	Rares staphylocoques. Bacilles courts et trapus, homogènes et parallèles, prenant le Gram, non le Neisser, *ne tuant pas le cobaye.*

30. — 28 mars. E. Jos...	Croup guéri avec angine et coryza.	Bacilles moyens, homogènes, parallèles, prenant le Gram et le Neisser, *tuant le cobaye en 2 jours 1/2.*
31. — 1er avril. L. Duf...	Croup guéri avec angine.	Bacilles longs et grêles, granuleux et enchevêtrés, prenant le Gram et le Neisser, *tuant le cobaye en 36 heures.*
32. — 9 avril. M. Des...	Croup guéri avec angine.	Cocci. Bacilles longs et grêles, granuleux et enchevêtrés, prenant le Gram et le Neisser, *ne tuant pas le cobaye.*
33. — 10 avril. M. Rad...	Angine guérie.	Bacilles moyens et intermédiaires, prenant le Gram et le Neisser, *tuant le cobaye en 48 heures.*
34. — 13 avril. R. Or...	Croup guéri avec angine.	Nombreux cocci. Bacilles moyens et intermédiaires, prenant le Gram, non le Neisser, *tuant le cobaye en 5 jours.*
35. — 23 avril. L. Pr...	Croup guéri avec angine.	Cocci. Bacilles longs et grêles, granuleux et enchevêtrés, prenant le Gram et le Neisser, *tuant le cobaye en 2 jours 1/2.*
36. — 20 avril. M. Ch...	Angine guérie.	Bacilles longs et grêles, granuleux et enchevêtrés, prenant le Gram, non le Neisser, *tuant le cobaye en 2 jours 1/2.*
37. — 7 mars. R...	Angine et coryza.	Cocci. Bacilles moyens, homogènes, en V, en palissade, prenant le Gram et le Neisser, *virulents.*
38. — 11 mars. G...	Angine et coryza.	Cocci. Bacilles moyens et intermédiaires, prenant le Gram, non le Neisser, *non virulents.*
39. — 14 mars. A...	Angine pseudo-membraneuse.	Streptocoques. Bacilles courts, trapus, homogènes, en V, en palissade, prenant le Gram, non le Neisser, *non virulents.*

40. — 20 mars. S...	Angine pseudo-membraneuse.	Cocci. Staphylocoques. Bacilles moyens, granuleux en V, prenant le Gram, non le Neisser, *non virulents.*
41. — 16 avril. B...	Angine pseudo-membraneuse.	Cocci. Bacilles longs et grêles, granuleux et enchevêtrés, prenant le Gram, non le Neisser, *virulents.*
42. — 3 avril. C...	Laryngite post-rubéolique.	Cocci. Bacilles moyens, enchevêtrés, prenant le Gram et le Neisser, *virulents.*
43. — 15 avril. Dr...	Angine pseudo-membraneuse.	Cocci. Bacilles moyens, granuleux, parallèles, prenant le Gram et le Neisser, *non virulents.*
44. — 15 avril. Rost ..	Angine avec coryza.	Cocci. Bacilles longs et grêles, granuleux et enchevêtrés, prenant le Gram et le Neisser, *virulents.*
45. — 22 mars. L...	Croup guéri.	Streptocoques. Bacilles trapus, homogènes en V, en palissade, prenant le Gram et le Neisser, *tuant le cobaye en 24 heures.*

B) *Bacilles dans le nez*

46. — 24 janvier. R. R...	Croup guéri avec angine et coryza.	Quelques cocci. Bacilles longs et grêles, granuleux et enchevêtrés, prenant le Gram et le Neisser. *tuant le cobaye en 17 heures.*
47. — 25 janvier. Nein...	Laryngite post-rubéolique guérie.	Bacilles courts, trapus, homogènes, en V, en palissade, prenant le Gram et le Neisser, *tuant le cobaye en 48 h.*
48. — 6 mars. E. Br...	Angine guérie.	Cocci. Bacilles courts, trapus, homogènes, en V, en palissade, prenant le Gram, non le Neisser, *ne tuant pas le cobaye.*

49. — 14 mars. L. Hu...	Angine guérie.	Rares staphylocoques. Bacilles courts, trapus, homogènes, parallèles, prenant le Gram, non le Neisser, *ne tuant pas le cobaye.*
50. — 20 mars. F. Br...	Angine bénigne.	Bacilles courts, trapus, homogènes, parallèles, prenant le Gram et le Neisser, *ne tuant pas le cobaye.*
51. — 14 mars. Ph. D.	Croup mortel avec angine.	Bacilles moyens et intermédiaires, prenant le Gram et le Neisser, *tuant le cobaye en 30 h.*
52. — 28 mars. E. Jos...	Croup guéri avec angine et coryza.	Bacilles courts, trapus, homogènes en V, en palissade, prenant le Gram et le Neisser, *tuant le cobaye en 2 jours 1/2.*
53. — 1er avril. Lum...	Angine guérie avec coryza.	Bacilles moyens, homogènes, parallèles, prenant le Gram, non le Neisser, *ne tuant pas le cobaye.*
54. — 3 avril. C...	Laryngite guérie post-rubéolique.	Cocci. Bacilles longs et grêles, granuleux et enchevêtrés, prenant le Gram et le Neisser, *ne tuant pas le cobaye.*
55. — 27 avril. R. B...	Coryza guéri.	Cocci. Bacilles longs et grêles, granuleux et enchevêtrés, prenant le Gram et le Neisser, *tuant le cobaye en 2 jours.*
56. — 25 janvier. D.	Croup.	Bacilles courts et trapus, homogènes et parallèles, prenant le Gram et le Neisser, *virulents.*
57. — 11 mars. G...	Croup avec angine.	Staphylocoques. Bacilles moyens, homogènes, en V, en palissade, prenant le Gram, non le Neisser, *non virulents.*
58. — 13 mars. Ar...	Croup.	Nombreux cocci. Bacilles moyens, enchevêtrés, prenant le Gram, non le Neisser, *non virulents.*
59. — 22 avril. B...	Croup.	Bacilles courts et trapus, homogènes et parallèles, prenant le Gram, non le Neisser, *non virulents.*
60. — 25 avril. S V...	Angine bénigne.	Staphylocoques. Bacilles longs, grêles, granuleux, enchevêtrés, prenant le Gram et le Neisser, *non virulents.*

C) *Examens négatifs*

A ces examens d'affections suspectes de diphtérie, angines ou laryngites le plus souvent, pseudo-membraneuses pour la plupart, et prises isolément, presque toutes, à leur entrée dans le service du docteur Rabot, à la Charité, nous devons ajouter un nombre égal de cas analogues cliniquement observés à la même époque (15 janvier-15 avril 1900), que l'examen bactériologique pratiqué de la même façon (culture sur sérum solidifié, coloration par le Gram après 20 heures de culture à 37°), nous a révélés de nature banale, le plus souvent staphylo ou streptococcique, et sans aucun rapport avec la diphtérie.

Nous ne pouvons entrer, à propos de ces cas négatifs, dans les mêmes détails que pour les cas positifs. Qu'il nous suffise de savoir que les premiers sont au nombre de 60, sur 120 examens. C'est dire que nous avons trouvé des bacilles diphtériques ou pseudo-diphtériques dans 50 o/o des cas isolés que nous avons examinés.

Nous résumerons ces cas de la façon suivante :

Nombre d'examens : 120.
Bacilles de Klebs-Lœffler dans la gorge : 33 cas.
— dans le nez : 6 cas.
Bacilles pseudo-diphtériques dans la gorge : 12 cas.
— — dans le nez : 9 cas.
En tout, 21 pseudo-diphtériques sur 120 cas, soit 17,5 o/o.

Nous avons groupé plus haut (Chapitre VIII),

l'ensemble de ces résultats ; nous avons exposé les conclusions qui en découlent, nous n'y reviendrons pas ici.

Les expériences que nous allons maintenant relater ont porté sur 70 échantillons recueillis pour la plupart parmi les différentes séries d'examens que nous venons d'exposer.

CHAPITRE XII

Expériences personnelles.

Nous avons déjà, au cours des lignes précédentes, fait connaître les résultats de nombreuses recherches personnelles, sur la valeur de la réaction d'Ernst-Neisser en particulier. Nous n'y reviendrons pas ici, nous bornant à développer quelques expériences originales sur l'agglutination des bacilles « pseudo-diphtériques », sur l'élaboration de produits solubles actifs par ces bacilles, sur la production des paralysies expérimentales à l'aide de leurs cultures ou de leurs toxines et sur leur transformation en bacilles de Klebs-Lœffler virulents.

Nous ferons suivre ces différents paragraphes de l'exposé des pièces justificatives relatives à la valeur des divers procédés de diagnose du bacille d'Hofmann, discutée au cours de notre neuvième chapitre.

I. — DE L'AGGLUTINATION DES BACILLES DITS « PSEUDO-DIPHTÉRIQUES », PAR LE SÉRUM ANTI-DIPHTÉRIQUE (1).

Nous avons tenté d'élucider la question de la nature des bacilles dits « pseudo-diphtériques » par la recherche de l'agglutination de ces microbes en présence du sérum d'animaux immunisés contre la diphtérie.

A. — *Historique.* — Depuis la découverte du phénomène de l'agglutination *in vitro* par GRUBER et DURHAM (1), par Fernand WIDAL (2), etc., on n'a pas manqué de chercher s'il en était du bacille de KLEBS-LŒFFLER, à ce point de vue, comme du vibrion cholérique ou du bacille d'EBERTH.

NICOLAS (3), le premier, réussit à agglutiner à 1/10 les cultures en bouillon de bacille diphtérique, déjà

(1) Voir Bibliographie, 236, 238.

(1) M. GRUBER und H. DURHAM. — Eine neue Methode zur raschen Erkennung des Choleravibrio und des Typhusbacillen. *Münch. med. Wochen.*, 1896, 9.

(2) F. WIDAL. — Séro-diagnostic de la fièvre typhoïde. *Soc. med. des Hôp.*, 26 juin 1896.

(3) J. NICOLAS. — *C. R. de la Soc. de Biologie*, 1896 et 1897, et *Arch. de Pharmacodynamie*, 1897.

développées ou en voie de développement, par le sérum de cheval immunisé contre la diphtérie, alors que le sérum de cheval normal était sans action sur ces cultures ; il constata en même temps l'atténuation des bacilles ayant subi la réaction agglutinante. Le même auteur vit ensuite que le sérum des malades atteints de diphtérie n'est agglutinant pour les cultures de bacilles de Klebs-Lœffler, qu'après les injections à ces malades de sérum antidiphtérique, ce qui rend impossible le séro-diagnostic de la diphtérie, contrairement à ce qui se passe pour la fièvre typhoïde (réaction de Widal). Enfin, il fit du phénomène qu'il avait constaté une réaction de défense de l'organisme.

Nicolle (1) (de Rouen) essaya d'agglutiner semblablement les cultures d'un bacille diphtérique, mais il ne put y parvenir. En présence de ces résultats contradictoires, Nicolas (2) reprit ses premières expériences en les étendant à divers échantillons de ce microbe ; il constata que l'agglutination du bacille de Klebs-Lœffler par le sérum antidiphtérique n'est pas constante, et que les différences observées tiennent non pas aux sérums employés, mais aux échantillons de bacilles, sans qu'il y ait aucun rapport entre leur agglutinabilité et leur virulence ou le pouvoir préventif du sérum à leur égard. Depuis, il a constaté, comme l'ont fait

(1) Nicolle. — Recherches sur la substance agglutinée. *Ann. de l'Inst. Pasteur*, 1898, p. 186.

(2) Nicolas. — *C. R. de la Soc. de Biologie*, 1898 et 1900.

Rodet (1) pour le bacille d'Eberth, Arloing et P. Courmont (2) pour le bacille de Koch, qu'un bacille diphtérique non agglutinable primitivement peut, après un certain temps d'entretien au laboratoire, acquérir l'agglutinabilité.

Les travaux de Nicolas ont eu d'autres contradicteurs que Nicolle, entre autres Landsteiner (119); mais cet auteur, de même que Nicolle d'ailleurs, se servait de sérum obtenu par injection de cultures tuées, alors que Nicolas avait obtenu son sérum par injection de toxines.

Par contre, les recherches de Martini (123), de Spronck (131), de Bruno (143) ont pleinement confirmé celles de Nicolas : même, d'après Bruno, le pouvoir agglutinant apparaîtrait parfois dans le sang des diphtériques avant toute injection de sérum.

L'idée d'appliquer la recherche de l'agglutination à la diagnose du bacille pseudo-diphtérique ou à la détermination de sa nature n'est pas neuve. Mais, étant donné l'inconstance du phénomène dans les cultures du bacille diphtérique vrai, tout espoir de faire de ce procédé un moyen de diagnostic rapide doit être abandonné, et la question de la nature intime du pseudo-bacille reste seule en jeu.

Déjà Bruno avait cultivé des bacilles pseudo-diphtériques en présence du sérum spécifique :

(1) Rodet. — *C. R. Soc. de Biol*, 1899, 348 et 760.

(2) S. Arloing et P. Courmont. — De l'obtention des cultures du bacille de Koch les plus propices à l'étude de l'agglutination. *Acad. des Sc.*, 1898, 8 août.

il avait constaté que ces bacilles, comme l'agent véritable de la diphtérie, poussent en grumeaux dans ces conditions, sans troubler le milieu.

Frænkel (78, 113) dit n'avoir pu différencier les bacilles diphtériques vrais de sept variétés de pseudo-bacilles au moyen de l'agglutination; il ne donne pas de renseignements sur la méthode employée.

Lubowski (216) reprenant ces recherches, s'est servi du sérum d'un bouc immunisé par injections sous-cutanées, progressivement croissantes, de cultures complètes d'un bacille sans virulence, ni toxicité, mais possédant tous les autres caractères du bacille de Klebs-Lœffler; il a fait agir ce sérum *in vitro* sur des cultures déjà faites et s'est livré à l'examen macroscopique et microscopique. Son sérum agglutina toujours, plus ou moins nettement, en 1 à 2 heures, à 1/100, les 23 variétés diphtériques vraies étudiées, et les 2 variétés non toxiques et non virulentes isolées, présentant tous les autres caractères du bacille diphtérique. Au contraire, 3 variétés de pseudo-bacille donnèrent des résultats absolument négatifs.

B. — *Recherches personnelles.* — Nos recherches ont porté sur nos 70 bacilles récemment isolés, dont 40 avaient tous les caractères du bacille diphtérique vrai, et 30 ceux du bacille dit « pseudo-diphtérique » : ces derniers étaient absolument inoffensifs pour le cobaye. Au début, nous nous sommes servi de sérum de cheval immunisé par injections sous-cutanées de toxines: nos résultats ont été semblables avec le sérum de l'Institut Pasteur et celui de l'Institut bactériologique de Lyon. A la suite de la lecture de l'article de LUBOWSKI, 12 échantillons de bacille, trouvés non agglutinables, furent éprouvés à nouveau, à l'aide du sérum très agglutinant d'une chèvre immunisée par inoculation sous-cutanée de cultures complètes.

a) Nous avons d'abord constaté que le *développement des cultures dans le sérum même*, quel qu'il soit, ne peut donner aucun renseignement utile pour la différenciation des deux espèces : sur 6 bacilles de KLEBS-LOEFFLER, un seul a végété en grumeaux; tous les autres ont troublé uniformément le sérum ; la proportion s'est montrée la même, 1 sur 6, pour les bacilles « pseudo-diphtériques » ; de plus, tous ces bacilles ont végété en 24 heures.

b) Pour déterminer l'*action du sérum sur les cultures déjà développées*, nous nous sommes arrêté, après plusieurs essais, à la technique suivante : culture en bouillon de bœuf peptoné, maintenue pendant huit jours à l'étuve à 37°, agitée trois fois par jour et ainsi rendue homogène. Au bout de ce temps, addition en tubes de verre homéopathiques de sérum anti-diphtérique dans les proportions de 1/5, 1/10 et 1/20, comparativement avec une série de tubes additionnés de sérum de cheval normal ; observation macroscopique à la loupe, après 1/2 heure, 2 heures, 6, 12 et 24 heures. En général, sauf pour 3 bacilles virulents entretenus depuis plusieurs années au laboratoire, le phénomène cherché ne s'est pas manifesté avant la 12e heure, et toujours il a fallu environ

24 heures pour que sa production fût bien nette.

14 échantillons, dont 8 de bacilles de Klebs-Loeffler et 6 de bacilles non virulents, se sont montrés agglutinables par les sérums antitoxiques ordinaires dès les premières cultures.

12 bacilles d'abord non agglutinables, 6 vrais et 6 faux, ont été éprouvés une seconde fois au bout d'un an, par les mêmes sérums, et 4 fois (2 vrais et 2 faux), l'acquisition de l'agglutinabilité a été manifeste.

12 bacilles non agglutinables par le sérum de l'Institut Pasteur et par celui de Lyon, mis au contact du sérum d'une chèvre vaccinée par inoculation sous-cutanée de cultures complètes, nous ont donné 2 résultats positifs : 1 bacille de Loeffler sur 6, 1 pseudo-bacille sur 6 ont pu être ainsi agglutinés.

En somme sur 70 échantillons, 20 se sont montrés agglutinables, soit 17 bacilles vrais sur 40, 9 faux sur 30 (27,5 o/o vrais, 30 o/o faux).

Le taux de l'agglutination a varié de 1/5 à 1/20 en général ; le plus souvent, il atteignait 1/20, sans qu'il parût exister le moindre rapport entre ce taux et la virulence des cultures, comme cela ressort de la lecture du tableau suivant.

Nous nous sommes demandé si les bacilles non virulents que nous avions trouvés agglutinables n'étaient pas des bacilles de Klebs-Loeffler atténués, et dans la plupart des cas, non dans tous cependant, cette hypothèse nous a paru parfaitement soutenable, en raison de tel ou tel fait, que l'on trouvera consigné ci-dessous à propos de l'action pathogène de chaque échantillon.

I. — *Bacilles diphtériques vrais (Virulents)*

DÉSIGNATION ET PROVENANCE	ACTION PATHOGÈNE	TAUX ET CONDITIONS DE L'AGGLUTINATION
1°) *Bacille* n° 3 (T...). Angine pseudo-membraneuse mortelle.	*1 cc. culture 24 h. tue cobaye en :* 20 heures.	1/15e, *en 24 h., dès les 1res cultures (sérum Lyon et sérum Pasteur).*
2°) B. n° 5 (M...). Croup.	17 h.	1/20e, mêmes conditions.
3°) B. n° 7 (W...). Croup.	48 h.	1/20e, mêmes conditions.
4°) B. n° 18 (V...) Croup.	60 h.	1/20e, mêmes conditions.
5°) B. n° 22 (F...). Angine pseudo-membraneuse.	40 h.	1/20e, mêmes conditions.
6°) B. n° 46. Angine pseudo-membraneuse.	30 h.	1/10e, mêmes conditions.
7°) B. n° 68. Bacille du laboratoire, provenant d'angine pseudo-membraneuse.	18 h.	1/20e, *en 2 h. au maximum* (mêmes conditions d'ailleurs).
8°) B. n° 70 (D...). Bacille du laboratoire.	18 h.	1/20e, mêmes conditions.
9°) B. n° 69 (M...). Bacille du laboratoire.	18 h.	1/100e, *en 2 h. au maximum, au bout d'un an (sérum Lyon et sérum Pasteur).*
10°) B. n° 15 (H...). Angine pseudo-membraneuse bénigne.	24 h.	1/10e, mêmes conditions.
11°) B. n° 35 (L...). Croup.	24 h.	1/15e, *en 24 h., au bout d'un an (sérum chèvre vaccinée par cultures complètes).*

II. — *Bacilles dits « pseudo-diphtériques »* (*non virulents*)

DÉSIGNATIONS ET PROVENANCE	ACTION PATHOGÈNE	TAUX ET CONDITIONS DE L'AGGLUTINATION
1°) *Bacille* n° 13 (G...). Angine pseudo-membraneuse.	*Nulle pour le cobaye.* Tue le moineau en 30 h.	1/20e, *en 24 h., dès les 1res cultures* (*sérum Lyon et sérum Pasteur*).
2°) B. n° 17 (L...). Coryza pseudo-membraneux.	Culture inactive. Toxine tue cobaye en 30 h.	1/10e, mêmes conditions.
3°) B. n° 24 (R...). Angine pseudo-membraneuse.	Culture inactive. Toxine tue cobaye en 3 jours.	1/15e, mêmes conditions.
4°) B. n° 41 (H... n° 3). Angine pultacée.	Culture inactive. Toxine tue cobaye en 6 jours.	1/20e, mêmes conditions
5°) B. n° 48 (H... gorge). Angine pultacée.	Aucune action.	1/20e, mêmes conditions.
6°) B. n° 59 (G...). Fosses nasales saines.	1res cultures inactives. Peut être artificiellement renforcé.	1/20e, mêmes conditions.
7°) B. n° 16 (D...). Laryngite pseudo-membraneuse.	Culture inactive. Toxine paralyse le cobaye.	1/5e, *en 24 h., au bout d'un an* (*sérum Lyon et sérum Pasteur*).
8°) B. n° 61 (R...). Fosses nasales saines.	Aucune action. N'a pu être renforcé.	1/10e, mêmes conditions.
9°) B. n° 8 (B...). Angine pseudo-membraneuse.	1res cultures inactives. Peut être artificiellement renforcé.	1/20e, *en 24 h., au bout d'un an* (*sérum chèvre vacciné par cultures complètes*).

C. — *Conclusions.* — *En somme*, nos expériences confirment pleinement celles de Nicolas sur l'inconstance de l'agglutinabilité des bacilles diphtériques suivant les échantillons employés, sur l'acquisition possible de cette propriété, et sur l'absence de tout rapport entre l'agglutinabilité et la virulence des cultures. Elles montrent, en outre, que le sérum de chèvre immunisée contre la diphtérie par l'inoculation de cultures complètes peut agglutiner certains échantillons de bacilles que n'agglutinait pas le sérum de cheval immunisé par l'injection de toxines.

Enfin et surtout, elles font voir que les bacilles non virulents, dits « pseudo-diphtériques », se comportent, somme toute, exactement comme les bacilles de Klebs-Loeffler, vis-à-vis du sérum spécifique expérimenté *in vitro*. Ces faits constituent une nouvelle présomption en faveur de la théorie de l'identité de *certains* échantillons de bacilles dits « pseudo-diphtériques », sinon de tous, avec le vrai bacille de la diphtérie.

II. — Production de toxines actives par des bacilles dits « pseudo-diphtériques » (1).

Nous n'avons point la prétention d'être des premiers à dire que la virulence, c'est-à-dire l'action des cultures complètes jeunes sur l'animal, est la seule manifestation de l'activité physiologique des microbes. Pour le bacille diphtérique, en particulier, on sait

(1) Voir Bibliographie, 238.

que certains bacilles peu virulents peuvent être doués d'une toxicité assez grande, c'est-à-dire que leurs cultures filtrées, renfermant leurs produits solubles, sont parfois capables de déterminer chez l'animal des désordres assez considérables.

S'il est admis classiquement, à la suite des travaux de ROUX et YERSIN (28), de BRIEGER et FRÆNKEL (21), etc., que le bacille pseudo-diphtérique d'HOFMANN, et même le bacille de KLEBS-LŒFFLER atténué, ne sécrètent pas de toxines, on lit cependant dans le troisième mémoire de ROUX et YERSIN (1890), que l'injection de grandes quantités de leurs cultures filtrées peut quelquefois faire maigrir les animaux et même les tuer lentement. Dans un travail déjà cité de L. MARTIN (158), on voit de même huit échantillons de bacilles, dont un seul était virulent, fournir, tous également, des toxines actives influencées par le sérum spécifique.

Nous nous sommes, à notre tour, occupé de cette importante question. Nous étions d'autant plus disposé à trouver des bacilles toxigènes malgré leur absence de virulence, que nous connaissions cliniquement des cas de diphtérie purement *toxique* (ROGER) (1), etc. Nos recherches, que voici, ont confirmé nos présomptions :

Le plus tôt possible après leur isolement, nos 70 cultures ont été inoculées au cobaye à l'âge de huit jours d'étuve, après filtration sur bougie de KITASATO, à la dose de 1/2 à 2 cc. Les doses ont été

(1) P. ROGER. — Essai sur la diphtérie toxique, *Thèse de Paris*, 1896-1897, n° 132.

portées ensuite à 5 et 10 cc. pour les bacilles qui ne tuaient pas les cobayes en huit jours au maximum. Dans tous les cas, les lésions classiques de la diphtérie expérimentale ont été recherchées avec soin et l'influence préventive du sérum spécifique régulièrement déterminée. Les animaux survivants ont été observés pendant plus de trois mois.

De nos 40 bacilles virulents, 25 se sont montrés toxiques dans les conditions habituelles et aux doses ordinaires ; trois seulement nous ont paru dépourvus de toute toxicité.

De nos 30 bacilles non virulents, 13 se sont montrés toxigènes dès nos premières recherches ; 7 n'ont manifesté aucun pouvoir toxique.

Ces résultats peuvent être résumés par les chiffres suivants :

62,50 % de nos bacilles de Klebs-Lœffler et 43,333 % de nos bacilles d'Hofmann étaient toxiques dans les conditions ordinaires ;

7,50 % de nos bacilles de Klebs-Lœffler et 23,333 % de nos bacilles d'Hofmann nous ont semblé dénués de pouvoir toxique d'une façon absolue.

La *conclusion* s'impose : Qui dit bacille non virulent ne dit pas forcément bacille non toxique, et réciproquement. D'ailleurs, un bacille non toxique peut acquérir artificiellement le pouvoir de sécréter des produits solubles paralysants et même mortels. On a augmenté le pouvoir toxigène du bacille diphtérique vrai par l'association de ce bacille avec le streptocoque de l'érysipèle (Roux et Yersin) (28), par son passage chez le chien (BARDACH) (1), par l'inoculation de ses cultures complètes avec des toxines actives (TRUMPP) (100), par l'inoculation de ses cultures filtées avec des coli-bacilles (DE BLASI et RUSSO-TAVALI (2), par culture en sacs de collodion dans le péritoine du lapin (MARTIN) (158) ou en milieux spéciaux (SPRONCK) (3), PARK et WILLIAMS (4), MARTIN (158), NICOLLE (5), NICOLAS et F. ARLOING (6), etc.). Nous allons voir, dans les chapitres suivants, que, par des procédés analogues, nous avons pu exalter le pouvoir toxigène de bacilles pseudo-diphtériques qui paraissaient non toxiques.

III. — PRODUCTION DE PARALYSIES CHEZ LE COBAYE (7), PAR DES BACILLES DITS « PSEUDO-DIPHTÉRIQUES »

Nous venons de prouver que l'on peut mettre en évidence l'activité de certains bacilles en injectant à

(1) BARDACH. — Etudes sur la diphtérie. *Ann. Pasteur* 1895, 40.

(2) DE BLASI et RUSSO-TAVALI. — Contribution à l'étude des associations bactériennes dans la diphtérie. *Ann. Pasteur*, 1896, 21.

(3) SPRONCK. — Préparation de la toxine diphtérique. *Ann. Pasteur*, 1898, 701.

(4) W. PARK et A. WILLIAMS. — The production of diphtheria toxin. *The Journ. of Experiment. Medic.*, 1896, p. 1.

(5) NICOLLE. — *Ann. Pasteur*, 1896, 333.

(6) J. NICOLAS et F. ARLOING. — Influence de divers milieux nutritifs sur la végétabilité et la virulence du bacille de Lœffler. *C. R. de la Soc. de Biol.*, 1899, 991.

(7) V. Bibliographie, 235, 238.

l'animal, non pas leurs corps protoplasmiques eux-mêmes, mais les produits solubles qu'ils peuvent sécréter. Nous voulons maintenant faire voir qu'il est possible d'obtenir sur l'animal, soit avec de fortes doses de cultures de bacilles non virulents, soit avec des doses ordinaires de ces bacilles préalablement renforcés, des paralysies semblables à celles que détermine le bacille de KLEBS-LŒFFLER vrai. Est-ce à dire que la production de ces paralysies doive *suffire, à elle seule*, à identifier ces échantillons de bacilles pseudo-diphtériques avec le véritable bacille de la diphtérie? Nous ne le pensons pas. On sait, depuis ROUX et YERSIN (12), que la toxine du bacille de KLEBS-LŒFFLER produit facilement des paralysies analogues aux paralysies diphtériques cliniques, mais on sait également que d'autres toxines peuvent produire de semblables accidents. Il nous semble cependant que l'on pourrait dégager, des faits que nous apportons, au moins une nouvelle *présomption* en faveur de l'identité avec le bacille de KLEBS-LŒFFLER, sinon de tous les bacilles dits « pseudo-diphtériques » au moins de *certains* échantillons de ces derniers.

A. — *Inoculation de fortes doses de cultures, complètes ou filtrées, de bacilles récemment isolés, considérés comme non virulents.* — Nos 30 échantillons ont été inoculés au cobaye de 350 grammes, sous la peau de la cuisse, à des doses variant de 1 à 10 cc. de cultures en bouillon de bœuf peptoné, âgées de 24 h., et de cultures filtrées à l'âge de huit jours.

Tous les cobayes inoculés avec des doses ordinaires ont résisté. Parmi ceux qui avaient reçu de fortes, doses, nous relevons les deux cas suivants :

1° *Le premier cas* a été obtenu avec la *culture complète* :

Bacille n° 8, provenant d'une angine membraneuse bénigne, ayant duré 15 jours (B... 24 ans). Culture : colonies blanches, punctiformes, assez nombreuses, composés de bacilles moyens, parallèles, enchevêtrés, gardant le Gram. Le diagnostic aurait été déclaré positif sans les inoculations ; mais 1 cc. de culture complète et 10 cc. de culture filtrée ne tuent pas le cobaye.

D'autres cobayes reçoivent chacun 5 cc. de culture complète, l'un après injection préalable de sérum antidiphtérique Ce dernier survit, tandis que le premier présente, le 13° jour, de la parésie du train postérieur, le 18° jour de la paraplégie, et meurt le 18° jour sans lésions viscérales.

2°) *Le second cas*, a été obtenu avec la *toxine*

Bacille n° 16, provenant d'une angine pseudo-membraneuse avec laryngite, fièvre, ayant duré 15 jours et terminée par la guérison (D... 15 ans). Culture : colonies blanches, petites, nombreuses, composées de bacilles courts, trapus, homogènes, parallèles, gardant le Gram. Le diagnostic aurait été déclaré positif sans les inoculations ; mais 10 cc. de culture filtrée ne tuent pas le cobaye.

Un autre cobaye reçoit 10 cc. de culture filtrée sous la peau de la cuisse. Il présente le 12° jour, de la parésie du train postérieur ; le 14° jour de la paraplégie, et meurt le 16° jour, sans lésions viscérales.

B. — *Inoculation de doses ordinaires de bacilles primitivement inactifs, puis artificiellement renforcés.* — Sur les 28 bacilles non virulents n'ayant produit aucune paralysie dans l'expérience précédente, nous en avons choisi six que nous avons tenté de renforcer par un passage de huit jours en sacs de collodion dans le péritoine du lapin. Le réensemencement était fait en bouillon et la culture de 24 heures inoculée complète sous la peau de la cuisse d'un cobaye. Nous avons réussi quatre fois à faire ainsi apparaître la virulence; deux fois la mort a été relativement rapide, les deux autres cas sont les suivants :

Bacille n° 59, provenant des fosses nasales saines d'une femme de 30 ans (C...). Culture : colonies blanches et rondes, petites, peu nombreuses, composées de bacilles courts, trapus, homogènes, parallèles, gardant le Gram. Avant tout renforcement, 10 cc. de culture en bouillon, complète ou filtrée, ne tuent pas le cobaye ; l'injection préalable de 1 cc. de sérum antidiphtérique n'empêche pas l'inoculation de 2cc. de culture complète, faite 5 heures plus tard, de produire de l'œdème local (épreuve de Spronck).

Après renforcement, 1 cc. de culture complète, âgée de 24 heures, entraîne chez le cobaye la parésie du train postérieur en 18 jours, la paraplégie en 20 jours, et la mort en 22 jours, sans lésions viscérales.

b). *Bacille n° 61*, provenant des fosses nasales saines d'une femme de 53 ans (R...). Culture : colonies blanches et rondes, petites, peu nombreuses, composées de bacilles courts, trapus, homogènes, parallèles, gardant le Gram. Avant tout renforcement, 10 cc. de culture en bouillon, complète ou filtrée, ne tuent pas le cobaye; par l'épreuve de Spronck, on produit de l'œdème local. Après renforcement, 1 cc. de culture complète, âgée de 24 heures, entraîne chez le cobaye la parésie du train postérieur en quinze jours, la paraplégie en vingt jours, et la mort en vingt-quatre jours, sans lésions viscérales.

C. — *Conclusion.* — Certains bacilles, dits « pseudo-diphtériques » parce qu'ils ne sont pas virulents pour le cobaye aux doses ordinaires, sont cependant capables de déterminer chez cet animal des paralysies mortelles, analogues à celles que produit le véritable bacille de Klebs-Lœffler. Il suffit, parfois, pour observer ce fait, ou d'inoculer de fortes doses des premières cultures, ou d'employer des doses ordinaires de bacilles artificiellement renforcés.

IV. — Transformation de bacilles diphtériques en bacilles d'Hofmann (1).

Les faits cliniques où des bacilles dits « pseudo-diphtériques » semblent faire place à des bacilles virulents, soit chez un même individu, soit dans une même collectivité, ne sont point des raretés, nous l'avons prouvé dans un autre mémoire.

Les faits certains d'atténuation complète de la virulence de bacilles actifs dans les laboratoires sont beaucoup moins nombreux et moins probants, qu'il s'agisse d'atténuation spontanée ou provoquée.

Spontanément, et sous l'influence de circonstances variées, parfois inappréciables, un bacille très viru-

(1) V. Bibliographie, 238.

lent devient peu actif, mais il pourra spontanément aussi, sous des influences contraires, récupérer tout son pouvoir. Une culture âgée est, le plus souvent, peu virulente, parfois complètement inactive, mais elle pourra, réensemencée, donner naissance à de jeunes éléments très actifs.

Or, une culture n'est vraiment atténuée que si elle donne une culture nouvelle atténuée comme elle : « le caractère de l'atténuation véritable, c'est d'être héréditaire » (ROUX et YERSIN) (28). Et, contrairement à ce qui se passe pour le streptocoque ou le pneumocoque, ce n'est pas chose facile que d'atténuer de cette façon le bacille de KLEBS-LŒFFLER.

L'atténuation du bacille diphtérique a été obtenue cependant par ROUX et YERSIN (28), en cultivant ce bacille dans un courant d'air.

Plus récemment, sous la direction du Prof. ARLOING, NEUMANN (1) a pu obtenir cette atténuation par l'action *prolongée* d'une atmosphère d'air comprimé sur les cultures.

Connaissant, par les travaux d'ARLOING (2), de DUCLAUX (3), l'influence qu'exerce la lumière solaire sur la végétabilité et la virulence des microbes, et par ceux de LEDOUX-LEBARD (4), celle qu'elle exerce

(1) A. NEUMANN. — Influence de la tension gazeuse sur les microbes. *Thèse de Lyon*, 1897-98, n° 79.

(2) S. ARLOING. — Action de la lumière sur le *Bacillus anthracis*. *Arch. de Physiol.*, 1886, p. 920.

(3) DUCLAUX. — Action de la lumière sur les microbes, *Ann. Pasteur*, 1887, p. 88.

(4) LEDOUX-LEBARD. — Action de la lumière sur le bacille diphtérique. *Arch. de Méd. expérim.*, 1893, n° 779.

sur le bacille diphtérique en particulier, sachant, d'autre part, que FLUGGE (33) avait cru atténuer des cultures diphtériques par des passages successifs sur gélose glycérinée, nous avons combiné ces deux méthodes et nous nous sommes arrêté à la technique suivante :

Six bacilles virulents furent ensemencés peu abondamment sur un milieu relativement peu nutritif (tubes d'agar-agar non glycérinés), placés à l'étuve pendant 24 heures seulement, et exposés pendant un mois à la lumière diffuse, dans un endroit sec du laboratoire. Chaque mois, ces bacilles étaient repiqués sur un autre tube d'agar que l'on traitait de la même façon.

Au bout de trois à quatre mois, les cultures étaient plus maigres, les colonies petites, sèches, cassantes, pulvérulentes.

Au bout de huit mois, trois de ces six cultures paraissant avoir perdu leur végétabilité, les trois autres furent portées en bouillon, et les cultures de seconde génération en furent inoculées, aux doses de 1 à 10 cc., sous la peau de cobayes, tandis que d'autres cobayes recevaient des doses semblables d'autres cultures de ces mêmes bacilles, ces dernières n'ayant pas subi l'action de la lumière et de la dessiccation sur agar; tous les cobayes du premier lot survécurent, tous les seconds moururent rapidement, en présentant les lésions classiques de la diphtérie.

Nos trois bacilles atténués avaient, d'ailleurs, subi des modifications morphologiques et histo-chimiques, dont la principale était la perte de leurs granulations acidophiles ; ils ne se coloraient plus par la méthode d'Ernst-Neisser et ne se distinguaient plus, en aucune façon, de nos bacilles « pseudo-diphtériques ».

En présence de ces résultats, nous n'avons pas essayé d'autres moyens de transformation de bacilles virulents en bacilles inactifs, la transformation inverse, qui n'avait pu être obtenue jusqu'alors, nous intéressant davantage.

V. — Transformations de bacilles dits « pseudo-diphtériques » en bacilles de Klebs-Lœffler (1).

Il n'est pas très rare de voir, chez un même individu ou dans une même épidémie, le bacille pseudo-diphtérique d'Hofmann faire place au bacille virulent de Klebs-Lœffler. Nous n'insisterons pas ici sur de pareils cas, purement cliniques, devant uniquement parler, dans cet article, de transformations expérimentales.

Nous savons que Roux et Yersin (28), ayant réussi à transformer des bacilles diphtériques classiques en bacilles non virulents, n'ont pu réaliser la transformation inverse, et que de Simoni (193) n'a pas été plus heureux. Nous savons aussi que la plupart des auteurs, à leur exemple, admettent que cette transformation est la seule preuve importante qui reste à donner de l'identité des deux espèces, au moins dans

(1) V. Bibliographie, 238.

certains cas (BOURGES (36), MARTIN (38), GRANCHER et BOULLOCHE (64), MACÉ (122), etc.).

Or, certains auteurs ont fait dans cet ordre d'idées plusieurs tentatives encourageantes : TRUMPP (100); HEWLETT et KNIGHT (118) par des générations successives, RICHMOND et SALTER (162) par le passage à travers l'organisme de plusieurs oiseaux, RUNGE (67) par filtration de cultures avec le streptocoque, etc.

Nos recherches personnelles, portant sur plusieurs échantillons choisis parmis nos 30 bacilles non virulents, ont été poursuivies d'après trois méthodes différentes : la culture en sacs de collodion dans le péritoine du lapin, les ensemencements souvent répétés en bouillon nutritif, l'association avec le staphylocoque pyogène doré. Voici les résultats obtenus:

A. — *Cultures en sacs de collodion dans le péritoine du lapin.* — La méthode proposée par METCHINKOFF, ROUX et SALIMBENI (1) pour l'exaltation du vibrion cholérique, puis par NOCARD et ROUX (2) pour l'entretien du microbe de la péripneumomie des bovidés, à savoir, l'ensemencement en sacs de collodion dans le péritoine du lapin, nous a fourni, dans 4 cas sur 6, d'excellents résultats. Déjà MARTIN (158) avait songé à appliquer cette méthode à la fabrication de la toxine diphtérique. La

(1) EL. METCHNIKOFF, E. ROUX et TAURELLI-SALIMBENI. Toxine et antitoxine cholérique, *Ann. de l'Instit. Pasteur*, 1896, 257.

(2) NOCARD et ROUX. Le microbe de la péripneumonie, *Ann. de l'Instit. Pasteur*, 1898, 240.

technique employée par nous a été la suivante : ensemencement, à faible dose, de bacille « pseudodiphtérique » en bouillon de bœuf peptoné; introduction aseptique immédiate de 4 à 5 cc. de ce bouillon, ainsi ensemencé, en un sac de collodion stérilisé, monté sur un tube de verre fenêtré que l'on ferme ensuite à la lampe; introduction du sac ainsi chargé dans le péritoine d'un lapin laparotomisé préalablement; sutures et pansements.

Dans ces conditions, le lapin fait fonction d'étuve à température constante, et les échanges organiques qui se font entre ses humeurs et le bouillon de culture, renouvelant sans cesse les propriétés nutritives de celui-ci, favorise singulièrement le développement des éléments figurés qu'il renferme.

Au bout de huit jours, le lapin-étuve est sacrifié, le sac est retiré aseptiquement du péritoine, le contenu en est examiné au microscope, et, s'il est pur, ensemencé en bouillon. On porte à l'étuve à + 37° cette nouvelle culture, et, au bout de 24 heures, on l'inocule au cobaye, comparativement avec une culture de même âge du bacille primitif que l'on a conservé. Des cultures de deuxième, de troisième génération sont faites à l'étuve, et, le plus tôt possible, le bacille retiré du péritoine du premier lapin est ensemencé de nouveau pour être placé dans le péritoine d'un deuxième, puis, huit jours après, d'un troisième, et ainsi de suite.

Voici les résultats que nous a donnés cette méthode :

Sur six bacilles que nous avons tenté de rendre nocifs, deux se sont montrés incapables d'acquérir la moindre virulence par le procédé de METCHNIKOFF et de NOCARD. Est-ce à dire qu'une autre méthode ne les eût point exaltés ? Est-ce à dire que ce procédé lui-même, répété avec persévérance, n'eût pas conduit à des résultats positifs ? On est d'autant moins autorisé à porter une affirmation semblable que, dans l'un des deux cas négatifs, la morphologie du bacille s'est trouvée modifiée, les bacilles courts et homogènes étant devenus longs et granuleux.

Des 4 bacilles que nous avons rendus virulents, 2 ont tué le cobaye après un seul passage par le péritoine du lapin, cela en huit à neuf jours, à la dose de 1cc. Les deux autres, capables de paralyser le cobaye en 15 à 18 jours après un premier passage, sont devenus, au second, mortels en 16 jours, et même en 3 jours et demi ; les changements morphologiques observé chez eux ont été, par contre, sans importance.

Notons que, dans toutes ces expériences, la virulence, une fois acquise, s'est montrée ensuite héréditaire, se maintenant dans les cultures ultérieures au cours des générations successives. Remarque plus importante encore : on ne peut dire que la virulence conférée n'était pas spécifique, car les lésions classiques de la dipthérie ont été réalisées et, dans les deux cas où cette expérience de contrôle fut tentée, les cobayes préalablement inoculés de sérum antidiphtérique résistèrent ensuite aux injections de cultures renforcées.

Nous groupons, dans le tableau suivant, les détails de ces recherches :

Désignation de l'échantillon du bacille	Sa provenance	Ses caractères avant son passage dans le péritoine du lapin	Ses caractères après le 1er passage	Ses caractères après le 2e passage
Bar... N° 65.	Fosses nasales saines d'une basedowienne. Cult. d. gorge	B. court et trapu, homogène et parallèle; réaction de Neisser négative. Colonies sur sérum peu nombreuses. Virulence nulle. Epreuve de Spronck ; œdème local. Toxicité nulle.	Morphologiquement : b. longs, granuleux. Pas d'autres modifications.	»
Lum... N° 51.	Mucus nasal de coryza au cours d'une angine herpétique bénigne	B. de moyenne largeur, épais, homogène et parallèle; réac. de Neisser. — Colonies assez abondantes. Vir. nulle. Epr. de Spronck : négative. Toxicité nulle (?)	Aucune modif.	»
Did... N° 63.	Fosses nasales saines au cours d'une néphrite chronique	B. court et trapu, homogène et parallèle. Réact. de Neisser. Colonies sur sérum peu nombr. — Virulence nulle. Epr. de Spronck : œdème local. Toxicité nulle (?)	B. de dimension moyenne, en amas et en palissade, poussant en voile, 1 cc. sous peau, tue cob. 350 en 9 j. (Cult. 24 h.)	»
Mont... N° 60.	Fosses nasales saines. Chorée kystique C lt. gorge.	B. court, tr. hom. R. Neisser. — Colon. peu nombr. Virulence nulle. Epr. de Spronck : œdème. Toxicité nulle.	B. court. Tue en 8 j. (Cong. surrénale et gén.).	»
Chat... N° 59.	Fosses nasales saines. Alcoolisme Gorge b. décolé.	B. court, tr. hom., R. Neisser. — Colon. peu nombr.. Virulence nulle, épr. de Spronck : œdème local. Toxicité nulle.	B. moyen. 1 cc. paralyse en 18 j., tue en 22 j. (Cong. surr., splén. intestinale).	B. court, 1 cc. tu 16 j. (Congest. inte
Rav... N° 61.	Fosses nasales saines. Alcoolisme. Gorge.	B. court, tr. hom. R. Neisser. — Col. peu nombr. Virulence 0. Spronck : œdème loc. Toxic. 0.	B. moyen, amas et palissade, pousse en voile. 1 cc. paralyse en 15 j., tue en 24 j. (Congest. légère).	B. court, II, 1 cc en 3 j. 1/2. Cong intestinale int Sérum préservé

(1) Ces chiffres correspondent à ceux du chapitre XII.

B. — *Réensemencements fréquents en bouillon nutritif.* — On sait que la plupart des microbes entretenus *in vitro* dans les laboratoires peuvent acquérir, dans certaines conditions, des propriétés qu'ils ne possédaient pas apparemment à leur sortie de l'organisme animal. C'est ainsi que le bacille de Lœffler, comme l'a démontré Nicolas, peut acquérir l'agglutinabilité.

Nous avons pensé que les « bacilles pseudo-diphtériques », recueillis le plus souvent dans le mucus nasal sain, dont ils ont pu subir l'influence bactéricide, pourraient peut-être, à l'abri de cette influence et à la faveur de fréquents repiquages en bouillon très nutritif, récupérer à la longue une virulence qu'ils n'avaient pas manifestée tout d'abord. Nous savons que, dans certains milieux, le bacille diphtérique vrai acquiert lui-même une virulence spéciale et peut donner des toxines particulièrement puissantes, à la condition d'être réensemencé fréquemment (Nicolas et F. Arloing) (1). Nous avons appliqué ces données à la recherche de la nature du bacille pseudo-diphtérique.

Quatre échantillons de ce bacille ont été ensemencés tous les 2 ou 3 jours en bouillon de bœuf salé et peptoné, maintenu à + 37° à l'abri de la lumière ; fréquemment, dans l'intervalle des repiquages, on ajoutait du bouillon neuf aux cultures déjà développées. Deux fois nous avons eu des résultats positifs.

(1) F. Nicolas et F. Arloing. — Influence de divers milieux nutritifs sur la végétabilité et la virulence du bacille de Lœffler. *C. R. Soc. de Biol.*, 1899, 99.

Un bacille, provenant d'angine bénigne, au bout de 10 mois d'entretien, a pu tuer le cobaye en 48 heures à la dose de 3cc., avec les lésions classiques de la diphtérie et la garantie du contrôle par l'épreuve de SPRONCK ; un autre, provenant de fosses nasales saines, au bout de 8 mois tuait en 3 jours, à la dose de 2cc, dans les mêmes conditions.

En somme, sur 4 bacilles, 2 ont été rendus virulents par nos ensemencements répétés. Deux de ces bacilles avaient s rvi à nos recherches, précédemment citées, sur les cu res en sacs de collodion. Par aucune des deux m hodes le premier d'entre eux n'a pu être renforcé. Le deuxième, exalté par les deux procédés, l'a été beaucoup plus par le second ; il faut dire que la premiè e tentative avait été poursuivie pendant 2 à 3 semaines seulement, et que la deuxième a duré 8 mois.

Nous avons assisté au dév loppement progressif de la virulence dans nos cult res ; dès le 4e et le 5e mois, nos bacilles réensemencés tuaient les cobayes, mais à des doses telles que 10 et 15 cc. Si nous ne donnons dans le tableau ci-joint que la virulence maxima obtenue à la fin de l'ex périence, on ne peut, néanmoins, nous reprocher d'avoir vu tel bacille inoffensif devenir subitement très nocif (ce qui fait penser malgré soi à la possibilité d'une contamination), comme on l'a reproché à HEWLETT et KNIGHT, auteurs d'expériences analogues (118).

ésignation du bacille	Provenance	Catactères avant	Durée des ensemencements	Caraccères apès
... N° 67.	Fosses nasales saines d'un convalescent	B. court et trapu, homogène et parallèle, un peu fusiforme, donnant sur milieux solides un pigment rouge. Réaction de Neisser —. Colonies sur sérum peu nombreuses. Virul. nulle même à 10 cc. Epr. de Spronck : œdème local. Toxicité nulle.	18 mois.	Aucune modification.
m... N° 51.	Mucus nasal de coryza au cours d'une angine herpétique bénigne.	B. de moyenne longeur, épais, homogène et parallèle. Réact. Neisser —. Colonies sur sérum assez abond. Virul. nulle (même à 10 cc.). Epr. de Spronck —. Toxicité nulle?	12 mois.	Aucune modification.
s... N° 8.	Angine pseudomembraneuse bénig. tenace.	B. longs et minces, granuleux et enchevêtrés. Réact. Neisser +.. Col. assez abondantes. Virulence nulle même à 10 cc. Epreuve de Spronck —. Toxicité nulle même à 10 cc.	10 mois.	3 cc. Cult. 24 h. tuent cob. 350 gr. en 48 h. avec œdème local. Cong. des capsules surrénales. Le sérum anti-diphtérique empêche cette action. Pas de mod. morphologiques.
at... N° 59.	Fosses nasales saines. Alcoolisme Gorge.	B. court, tr. hom. Rl. Neisser —. Colon. peu nombr. Virulence O. Spronck : œdème local. Tox. O.	8 mois.	2 cc. Cult. 24 h. tuent cob. 350 gr. en 3 j. avec œdème local. Cong. des caps. sur. Le sérum empêche. Pas de modific. morphologiques.

C. — *Association avec le staphylococcus pyogenes aureus.* — Certains microbes n'agissent qu'en présence d'autres espèces, tel le bacille du tétanos. D'autres prennent, lorsqu'ils végètent en compagnie de certaines races déterminées, une virulence et une toxicité remarquables. C'est ainsi que, pour le bacille de KLEBS-LOEFFLER, les cultures en sont tellement renforcées par suite de la présence de streptocoques à leur intérieur (ROUX et YERSIN) (28), que l'on a fait de la strepto-diphtérie une forme clinique particulièrement grave (BARBIER) (1).

Nous avons songé à rendre virulents quelques-uns de nos bacilles « pseudo-diphtériques », par le moyen d'une symbiose analogue. Mais nous avons renoncé à nous servir du streptocoque, sachant que, de cette façon, ROUX et YERSIN avaient échoué dans leurs tentatives. Nous nous sommes adressé à une espèce au moins aussi fréquemment rencontrée en clinique à côté des bacilles virulents, à savoir le staphylocoque doré.

Trois échantillons de bacilles inactifs ont été utilisés dans ce but, et de la façon suivante : une goutte de culture de chacun d'entre eux était ensemencée dans un ballon de bouillon, en même temps qu'une goutte de culture de staphylocoque doré authentique, moyennement virulent. Après 24 heures de séjour à l'étuve, chacune de ces cultures en *symbiose* était inoculée, à la dose de 2 cc., sous la peau de 6 cobayes,

(1) H. BARBIER. — De quelques associations microbiennes dans la diphtérie. *Arch. de Méd. expérim.*, 1891, p. 61.

dont 3 avaient été vaccinés 6 heures plus tôt au moyen du sérum antidiphtérique (épreuve de Spronck) ; 3 autres cobayes recevaient sous la peau la même dose d'une culture pure de chacun des bacilles expérimentés, et servaient de témoins.

Dans ces conditions, deux échantillons sur trois se montrèrent réfractaires à toute tentative de renforcement. L'autre, qui d'ailleurs put être renforcé par les deux procédés que nous avons signalés déjà, était devenu capable de tuer le cobaye en 24, 48 et 72 heures, alors que les cobayes vaccinés ne présentaient aucun symptôme de diphtérie expérimentale.

A propos de ce fait, nous pourrions nous demander quel fut le mécanisme de l'exaltation de cet échantillon de bacille, si les conditions qui modifièrent l'activité de la culture se produisirent *in vitro*, par des procédés cliniques de renforcement véritable, ou au contraire *in vivo*, par des procédés physiologiques, de chimiotaxie par exemple. Ce serait faire de la pathologie générale que d'aborder cette étude. Il nous suffira d'avoir établi que, par des moyens de symbiose, comme par des cultures en sacs de collodion dans le péritoine du lapin, ou encore par des réensemencements fréquents en milieux nutritifs, on peut mettre en évidence l'activité de bacilles qui en paraissaient totalement dépourvus.

Nous aurons ainsi donné aux partisans de la théorie uniciste le principal argument qui leur manquait.

VI. — Essais de vaccination contre le bacille diphtérique a l'aide de bacilles dits « pseudo-diphtériques ».

Nous avons montré que l'injection de cultures ou de toxines diphtériques peut communiquer au sérum des animaux la propriété d'influencer le bacille d'Hofmann, en l'agglutinant par exemple. L'expérience inverse a été réalisée par Lubowski (216), et cet auteur, en inoculant des bacilles « pseudo-diphtériques », a pu obtenir un sérum agglutinant le bacille diphtérique vrai.

Nous nous sommes demandé si, de même, par l'injection de cultures complètes ou filtrées de bacilles « pseudo-diphtériques on ne pourrait pas donner, au sérum des animaux, des propriétés anti-toxiques utilisables en pratique. Nous espérions ainsi obtenir la production rapide de sérum anti-diphtérique, à l'abri de tout danger pour les animaux producteurs de sérum. Cette prétention n'avait rien d'exagéré, puisque nous avions trouvé des bacilles non virulents sécrétant des toxines, et que, pour les autres bacilles, nous pouvions supposer dans leurs bouillons de culture l'existence de toxines analogues à celles qui ont été étudiées par Madsen (1) et déclarées immunisantes par Dreyer (2).

Malheureusement, nos efforts n'ont pas été encou-

(1) Ch. Madsen. — *C. R. du XIIIe Congrès internat. de Méd.* Paris, 1900, section de Bactér., p. 40.

(2) G. Dreyer. — *Ibidem*, p. 45.

rageants, et nous avons toujours été déçus lorsque nous avons voulu essayer la résistance des animaux immunisés.

Dans une *première série d'expériences*, nous avons tenté de vacciner trois lots de cobayes, en leur inoculant progressivement, tous les trois jours pendant deux et trois mois, des cultures jeunes de trois bacilles « pseudo-diphtériques différents », aux doses de 1 à 10 cc.

Dans une *deuxième série*, nous inoculions tous les jours, pendant huit jours, la dose massive de 5 cc. de culture, de trois autres bacilles « pseudo-diphtériques », à trois autres lots de cobayes.

Dans les deux cas, les cobayes réinoculés, soit avec des cultures, soit avec des toxines de bacilles diphtériques vrais aux doses habituelles, sont morts rapidement avec lésions classiques, absolument comme les cobayes témoins.

Il ne faudrait pas en conclure que le problème de la vaccination contre la diphtérie par le bacille dit « pseudo-diphtérique » est insoluble, et que la production facile de sérum anti-toxique par ce moyen est impossible ; en se plaçant dans d'autres conditions, en s'adressant à d'autres animaux, on aurait peut-être des résultats plus heureux. Il ne faudrait pas, surtout, arguer de nos insuccès dans cet ordre d'expériences en faveur de la dualité des bacilles de Klebs-Lœffler et d'Hofmann : la question de la nature du bacille pseudo-diphtérique doit être discutée sans que l'on tienne compte de faits négatifs tels que ceux que nous venons de relater.

VII. — Pièces justificatives relatives a la critique des théories et des méthodes proposées au sujet des Bacilles dits « pseudo-diphtériques.

Nous croyons utile de donner, à la fin de ce chapitre, le tableau détaillé des caractères que nous ont présentés nos 70 bacilles et dont l'étude d'ensemble a été faite précédemment (Chapitres IX et X). Pour des raisons de plus grande commodité, nous grouperons ces bacilles suivant l'ordre dans lequel nous avons pu les isoler, qui est l'ordre adopté dans nos manuscrits.

INDICATIONS ET PROVENANCE	DONNÉES CLINIQUES	CARACTÈRES MACROSCOPIQUES DES CULTURES	CARACTÈRES MICROSCOPIQUES DES MICROBES	VIRULENCE ET ÉPREUVE DE SPRONCK	TOXICITÉ ET ACTION ANTITOXIQUE DU SÉRUM
1. Gorge d'Alphonsine Font., 4 ans. 16 janvier 1900. (Tableau E. du chapitre XI).	Croup guéri par le sérum et l'intubation. Fièvre. Durée : 13 jours.	Nombreuses colonies rondes, blanches, punctiformes. Réaction d'Escherich négative. Agglutination positive à 1/20.	Cocci, staphylocoques et streptocoques. Bacilles nombreux, longs, grêles, granuleux, enchevêtrés. Gram + Neisser +	1 cc cult. bouillon 24 h. tue cobaye de 350 gr. en 24 h. avec congestion générale et épanchement pleural. Epreuve de Spronck négative.	1 cc. cult. filtrée au 8e jour, tue en 36 h. avec congestion des capsules surrénales et épanchement pleural et péritonéal. Action préventive du sérum.
2. Gorge d'Oscar G., 3 ans 1/2. 20 janvier. (E.).	Croup avec angine. Fièvre, sérothérapie, trachéotomie. Mort au 27e jour.	Nombreuses colonies rondes, blanches, punctiformes. Réaction d'Escherich négative. Agglutination nulle.	Quelques cocci, staphylo et streptocoques. Bacilles moyens, homogènes, en V, en palissade. Gram + Neisser +.	1 cc. tue en 18 h. avec congestion générale et épanchement pleural. Epreuve de Spronck négative.	1 cc. tue en 15 h. avec congestion des capsules surrénales et épanchement pleural. Action préventive du sérum.
3. Gorge de Jean Tour., 24 ans. 22 janvier. (E.).	Angine toxique avec laryngite. Fièvre, hémorrhagie, sérothérapie. Mort au 11e jour.	Assez nombreuses colonies, petites, blanches, opaques. Réaction d'Escherich négative. Agglutination positive à 1/20 en 24 heures.	Quelques cocci. Bacilles longs, grêles, granuleux, enchevêtrés. Gram + Neisser +	1 cc. tue en 20 h. avec congestion générale, surtout des capsules surrénales. Epreuve de Spronck négative.	1 cc. tue en 40 h. avec œdème local, congestion des capsules surrénales, épanchement pleural. Action préventive du sérum.
4. Gorge de L. Mar., 4 ans 1/2. 21 janvier. (E.).	Croup mortel au 8e jour. Fièvre, sérothérapie, intubation.	Petites colonies blanches, opaques, rondes, discrètes. Réaction d'Escherich négative. Agglutination nulle.	Cocci. Bacilles moyens, homogènes, parallèles, en V, en palissade. Gram + Neisser +	1 cc. tue en 36 h. avec congestion générale, surtout des capsules surrénales, épanchement pleural, œdème local. Epreuve de Spronck négative.	1 cc. tue en 5 jours avec œdème local, congestion générale, surtout des capsules surrénales. Action préventive du sérum.
5. Nez de Marie Mé., 5 ans 1/2. 24 janvier. (E.).	Croup avec angine et coryza. Fièvre, adénopathie. Guérison par le sérum. Durée : 8 jours.	Assez nombreuses colonies blanches, rondes, petites. Réaction d'Escherich négative. Agglutination positive à 1/20 en 24 heures.	Quelques cocci. Bacilles longs et grêles, granuleux et enchevêtrés. Gram + Neisser +	1 cc. tue en 17 h. avec congestion générale et épanchement pleural. Epreuve de Spronck négative.	1 cc. tue en 4 j. 1/2 avec congestion générale. Action préventive du sérum.
6. Gorge d'Anna Br., 3 ans 1/2. 26 janvier. (E.).	Croup avec angine. Fièvre, trachéotomie. Sortie au 16e jour.	Colonies petites, discrètes, blanches et rondes. Réaction d'Escherich négative. Agglutination nulle.	Quelques cocci. Bacilles courts, homogènes, en V, en palissade, peu nombreux. Gram + Neisser +	1 cc. tue en 78 h. avec congestion générale. Epreuve de Spronck négative.	1 cc. tue en 10 jours, avec congestion générale légère. Action préventive du sérum.
7. Nez de Weiss. 25 janvier. (E.).	Laryngite bénigne post-rubiolique.	Colonies rares et petites. Réaction d'Escherich négative. Agglutination à 1/20 en 24 h.	Bacilles courts, homogènes, en V, en palissade. Gram + Neisser +	1 cc. tue en 48 h. avec œdème local et congestion générale. Epreuve de Spronck négative.	1 cc. tue en 13 jours avec légère congestion générale. Action préventive du sérum.
8. Gorge de Bes., 25 ans. 25 janvier. (E.).	Angine subaiguë guérie en 15 j.	Colonies blanches, punctiformes, assez nombreuses. Réaction d'Escherich négative. Agglutination positive à 1/20 en 24 h. par notre sérum de chèvre vaccinée.	Quelques cocci. Bacilles longs, minces, granuleux, enchevêtrés. Gram + Neisser +	Virulence nulle. 10 cc. ne tuent pas le cobaye. Epreuve de Spronck négative.	Toxicité nulle. 10 cc. ne tuent pas le cobaye.
9. Gorge d'Antoine R., 34 ans. 6 février. (E.).	Angine pseudo-membraneuse avec mauvais état général. Guérison par le sérum. Durée : 10 jours.	Colonies moyennement abondantes, blanches et rondes. Réaction d'Escherich négative. Agglutination nulle.	Staphylocoques. Bacilles moyens, homogènes, en V, en palissade. Gram + Neisser +	1 cc. tue en 20 h. avec congestion générale, surtout des capsules surrénales. Epreuve de Spronck négative.	1 cc. ne tue pas le cobaye. 10 cc. tuent en 15 jours avec légère congestion générale. Action préventive du sérum.
10. Gorge de Claudius M., 5 ans. 13 février. (E.).	Croup avec angine et coryza. Fièvre et albuminurie, sérothérapie, intubation. Mort au 6e jour.	Colonies nombreuses, saillantes, blanches et rondes. Réaction d'Escherich négative. Agglutination nulle.	Bacilles longs et grêles, granuleux et enchevêtrés. Gram + Neisser +	1 cc. tue en 12 h. avec œdème local, congestion générale, surtout de l'intestin et des capsules surrénales. Epreuve de Spronck négative.	1 cc. tue en 5 jours avec congestion générale légère. Action préventive du sérum.
11. Gorge de Louise Fa..., 5 ans. 14 février. (E.).	Angine toxique avec coryza et laryngite, adénopathie albuminurie, vomissements, fièvre. Sérothérapie. Mort au 19e jour.	Nombreuses colonies blanches et rondes, opaques, de dimensions variables. Réaction d'Escherich négative. Agglutination nulle.	Staphylocoques. Bacilles longs, grêles, granuleux et enchevêtrés. Gram + Neisser +	1 cc. tue en 24 h. avec œdème local, congestion générale, surtout des capsules surrénales, épanchement pleural. Epreuve de Spronck positive.	1 cc. tue en 24 heures avec œdème local, congestion générale, surtout des capsules surrénales, épanchement pleural. Action préventive du sérum.

INDICATIONS ET PROVENANCE	DONNÉES CLINIQUES	CARACTÈRES MACROSCOPIQUES DES CULTURES	CARACTÈRES MICROSCOPIQUES DES MICROBES	VIRULENCE ET ÉPREUVE DE SPRONCK	TOXICITÉ ET ACTION ANTITOXIQUE DU SÉRUM
12. Gorge de sœur Mat. 16 février. (E.).	Angine bénigne, rapidement guérie.	Colonies petites, rondes et blanches, confluentes. Réaction d'Escherich négative. Agglutination nulle.	Quelques staphylocoques. Bacilles moyens, granuleux en palissade. Gram + Neisser +	1cc. tue en 36 h. avec congestion générale, surtout des capsules et épanchement pleural. Epreuve de Spronck négative.	1cc. tue en 48 heures avec œdème local, congestion générale, surtout des capsules, épanchement pleural. Action préventive du sérum.
13. Gorge d'Elisa Gu... 16 février. (E.).	Angine avec laryngite, fièvre, vomissements, albuminurie. Sérothéraphie. Guérison. Durée : 21 jours.	Colonies en taches de bougie, larges, bien séparées. Réaction d'Escherich négative. Agglutination positive à 1/20 en 24 heures.	Bacilles longs et grêles, granuleux et enchevêtrés. Gram + Neisser +	Virulence nulle pour le cobaye 10cc. ne le tuent pas 1cc. tue le moineau en 36 h. Epreuve de Spronck négative.	Toxicité nulle aux doses habituelles. 10cc tuent en 30 heures avec congestion intestinale et splénique. Action préventive du sérum.
14. Panaris de Victor H... 17 janvier.	Panaris œdémateux contracté à l'autopsie d'un diphtérique. Durée : 3 semaines.	Colonies en taches de bougie saillantes, bien séparées. Réaction d'Escherich négative. Agglutination nulle.	Bacilles longs et grêles, granuleux et enchevêtrés. Gram + Neisser +	1cc. tue en 18 heures avec congestion générale, surtout de la rate et des capsules surrénales. Epreuve de Spronck négative.	Toxicité nulle. 10cc ne tuent pas.
15. Gorge de Kal.. 17 janvier.	Angine pseudomembraneuse avec fièvre. Sérothéraphie. Durée : 5 jours.	Colonies discrètes, petites, blanches et rondes. Réaction d'Escherich négative. Agglutination à 1/10 en 24 h. (au bout d'un an).	Quelques staphylocoques. Bacilles longs et grêles granuleux et enchevêtrés. Gram + Neisser +	1cc. tue en 24 heures avec congestion générale, surtout des capsules surrénales. Epreuve de Spronck négative.	Toxicité nulle aux doses habituelles, 10cc. tuent en 18 h. avec œdème local, congestion générale, surtout de l'intestin et des capsules surrénales. Action préventive du sérum.
16. Gorge de Maria D..., 15 ans 1/2. 20 février. (E.).	Croup avec angine, fièvre, vomissements, sérothérapie, intubations, trachéotomie. Guérison. Durée : 15 jours.	Colonies rondes et blanches, petites, confluentes. Réaction d'Escherich négative. Agglutination positive au 1/5 en 24 h. au bout d'un an.	Bacilles courts, trapus, homogènes, en V, en palissade. Gram + Neisser +	Virulence nulle pour le cobaye : 10 cc. ne le tuent pas. 1/4 de cc. tue le moineau en 2 jours. Epreuve de Spronck négative.	Toxicité nulle aux doses habituelles : 10 cc. paralysent le cobaye en 2 jours, le tuent en 16 jours. Action préventive du sérum.
17. Nez d'Antoine L.... 41 ans. 19 février. (B.).	Coryza avec angine, fièvre, albuminurie, contracté par contagion au décours d'une fièvre typhoïde. Mort en 4 jours.	Colonies blanches et rondes, petites, confluentes. Réaction d'Escherich négative. Agglutination positive à 1/20 en 24 h.	Cocci. Bacilles moyens, granuleux, enchevêtrés. Gram + Neisser +	1 cc. tue en 10 jours avec œdème local. Epreuve de Spronck positive.	1 cc. tue en 18 h. avec œdème local, congestion générale, surtout des capsules surrénales. Action préventive du sérum.
18. Gorge de Francisque Vir., 4 ans. 22 février. (E.).	Croup avec pleurésie purulente. Intubation, sérothérapie, thoracentèse. Sortie au 20e jour avec oscillations thermiques.	Colonies rondes et blanches assez abondantes, de dimensions moyennes. Réaction d'Escherich négative. Agglutination positive à 1/20 en 24 h.	Staphylocoques. Bacilles longs et grêles, granuleux et enchevêtrés. Gram + Neisser +	1 cc. tue en 60 h. avec œdème local, congestion générale, surtout des capsules surrénales. Epreuve de Spronck négative.	1 cc. tue en 5 jours 1/2 avec congestion générale. Action préventive du sérum.
19. Gorge de Clémentine Ent..., 7 ans. 24 février. (E.).	Angine avec adénopathie, albuminurie, fièvre.	Colonies rondes et blanches, petites, confluentes. Réaction d'Escherich négative. Agglutination nulle.	Cocci. Bacilles longs et grêles, granuleux et enchevêtrés. Gram + Neisser +	1 cc. tue en 18 h. avec congestion générale, surtout des capsules surrénales et épanchement pleural. Epreuve de Spronck négative.	1 cc. tue en 20 h. avec œdème local, congestion de l'intestin et des capsules surrénales. Action préventive de sérum.
20. Nez de Maurice B.., 17 ans. 24 février. (B.).	Coryza au décours d'une fièvre typhoïde. Guérison en 8 jours.	Taches de bougie discrètes, de dimensions moyennes. Réaction d'Escherich négative. Agglutination nulle.	Cocci. Bacilles longs et grêles, granuleux et enchevêtrés. Gram + Neisser +	1 cc. tue en 24 h. avec congestion générale, surtout des capsules surrénales, épanchement pleural et œdème local. Epreuve de Spronck négative.	1 cc. tue en 18 h. avec congestion générale et épanchement pleural. Action préventive du sérum.
21. Fausse membrane laryngienne de Jeanne Vicil... 3 ans 1/2. 1er mars (E.).	Croup avec coryza et fièvre. Inhalations, sérothérapie. Guérison. Durée : 10 jours.	Colonies blanches, très petites, assez nombreuses. Réaction d'Escherich positive en 8 jours. Agglutination nulle.	Bacilles courts et trapus, homogènes, en V, en palissade. Gram + Neisser —	Virulence nulle : 10 cc. ne tuent pas le cobaye. Epreuve de Spronck positive.	Toxicité nulle aux doses ordinaires. 10 cc. tuent le cobaye en 8 heures avec congestion des capsules surrénales, de la rate, de l'intestin et ascite hémorrhagique. Action préventive du sérum.

INDICATIONS ET PROVENANCE	DONNÉES CLINIQUES	CARACTÈRES MACROSCOPIQUES DES CULTURES	CARACTÈRES MICROSCOPIQUES DES MICROBES	VIRULENCE ET ÉPREUVE DE SPRONCK	TOXICITÉ ET ACTION ANTITOXIQUE DU SÉRU
22. Gorge de Marie J..., 16 ans 1/2. 2 mars (E.).	Angine pseudo-membraneuse contractée au contact de diphtériques. Guérison rapide.	Colonies blanches et rondes, petites, assez nombreuses. Réaction d'Escherich négative. Agglutination à 1/20 en 24 h.	Bacilles longs et grêles, granuleux et enchevêtrés. Gram + Neisser —	1 cc. tue en 40 heures avec congestion générale, surtout des capsules surrénales, épanchement pleural, œdème local. Epreuve de Spronck positive.	1 cc. tue en 30 heu avec congestion géné surtout des capsules su nales. Action préventive du sér
23. Gorge de Sr D... 9 mars (E.).	Angine bénigne.	Nombreuses taches de bougie, bien séparées. Réaction d'Escherich négative. Agglutination nulle.	Bacilles longs et grêles, granuleux et enchevêtrés. Gram + Neisser +	1 cc. tue en 24 heures avec œdème local, congestion générale, surtout des capsules surrénales. Epreuve de Spronck positive.	1 cc. tue en 5 jours, congestion générale. Action préventive du sér
24. Gorge de Valentine Roy, 3 ans 1/2. 6 mars (E.).	Angine pseudo-membraneuse avec fièvre et albuminurie. Sérothérapie. Guérison.	Colonies blanches, rondes, sèches, petites et discrètes. Réaction d'Escherich négative. Agglutination positive à 1/20 en 24 heures.	Staphylocoques. Bacilles courts, trapus, homogènes, en V, en palissade. Gram + Neisser —	Virulence nulle : 10 cc. ne tuent pas le cobaye. Epreuve de Spronck négative.	1 cc. tue en 40 heures, congestion générale, sur des capsules surrénales Action préventive du sér
25. Gorge d'Emma Br..., 5 ans 1/2. 6 mars. (E.).	Angine pseudo-membraneuse, avec fièvre. Sérothérapie. Guérison en 6 jours.	Colonies rondes et blanches, confluentes, de moyennes dimensions. Réaction d'Escherich négative. Agglutination nulle.	Streptocoques. Bacilles longs, grêles, granuleux, enchevêtrés. Gram + Neisser +	1 cc. tue en 3 jours 1/2 avec œdème local, congestion générale, surtout des capsules surrénales. Epreuve de Spronck négative.	1 cc. tue en 4 jours, congestion générale et é chement pleural. Action préventive du sér
26. Nez de Emma Br..., 5 ans 1/2. 6 mars. (E.).	Angine pseudo-membraneuse fébrile. Sérothérapie. Guérison en 6 jours.	Colonies rondes et blanches, confluentes, de dimensions moyennes. Réaction d'Escherich positive en 4 jours. Agglutination nulle.	Cocci. Bacilles courts et trapus, homogènes, en V, en palissade. Gram + Neisser —	Virulence nulle : 10 cc. ne tuent pas le cobaye. Epreuve de Spronck négative.	1 cc. tue en 2 jours avec gestion générale. Action préventive du sér
27. Panaris de V. D... 14 mars. (E.).	Panaris contracté en soignant des diphtériques.	Colonies blanches et rondes, petites, confluentes; quelques-unes plus larges, plus discrètes. Réaction d'Escherich négative. Agglutination nulle.	Cocci. Bacilles courts et trapus, homogènes, en V, en palissade. Gram + Neisser —	Virulence nulle : 10 cc. ne tuent pas le cobaye. Epreuve de Spronck négative.	1 cc. tue en [illegible] congestion générale. Action préventive du sér
28. Gorge de Paul R..., 16 ans. 16 mars. (E.).	Croup avec angine. Sérothérapie, intubations. Guérison rapide.	Colonies rondes et blanches, petites, sèches, nombreuses. Réaction d'Escherich négative. Agglutination nulle.	Staphylocoques. Bacilles courts et trapus, homogènes, en V, en palissade. Gram + Neisser +	Virulence nulle : 10 cc. ne tuent pas le cobaye. Epreuve de Spronck négative.	1 cc. tue en 3 jours avec gestion générale. Action préventive du sérum
29. Gorge de Joseph R..., 44 a. 14 mars. (B.).	Tuberculose pulmonaire fébrile. Gorge saine.	Colonies opaques, sèches, confluentes. Réaction d'Escherich négative. Agglutination nulle.	Bacilles courts, trapus, homogènes, en V, en palissade. Gram + Neisser —	Virulence nulle : 10 cc. ne tuent pas le cobaye. Epreuve de Spronck négative.	1 cc. tue en 3 jours 1/2 congestion générale, sur des capsules surrénales. Action préventive du sérum
30. Nez de Joseph R..., 44 ans. 14 mars. (B.)	Tuberculose pulmonaire fébrile. Fosses nasales saines.	Colonies opaques, sèches, confluentes. Réaction d'Escherich négative. Agglutination nulle.	Quelques cocci. Quelques longs bacilles décolorés. Bacilles courts, trapus, homogènes, en V, en palissade. Quelques bacilles moyens. Gram + Neisser —	Virulence nulle : 10 cc. ne tuent pas le cobaye. Epreuve de Spronck positive.	1 cc. tue en 4 jours 1/2 congestion générale. Action préventive du sérum
31. Nez de Pierre Mou..., 46 ans. 14 mars. (B.).	Hystéro-traumatisme. Fosses nasales saines.	Taches de bougie petites, discrètes. Réaction d'Escherich négative. Agglutination nulle.	Nombreux staphylocoques. Quelques bacilles courts et trapus, homogènes, en V, en palissade. Gram + Neisser —	Virulence nulle. 10 cc. ne tuent pas le cobaye. Epreuve de Spronck négative.	1 cc. tue en 3 jours avec gestion générale. Action préventive du sér
32. Nez de Jean Po..., 83 ans. 16 mars. (B.).	Emphysème pulmonaire, bronchite aiguë. Fosses nasales saines.	Taches de bougie et colonies d'aspect varié. Réaction d'Escherich négative. Agglutination nulle.	Cocci. Quelques bacilles décolorés. Bacilles courts, trapus, homogènes, en V, en palissade. Gram + Neisser —	Virulence nulle. 10 cc. ne tuent pas le cobaye. Epreuve de Spronck négative.	1 cc. tue en 30 h. avec c gestion générale, épanc chement pleural. Action préventive du sér

INDICATIONS ET PROVENANCE	DONNÉES CLINIQUES	CARACTÈRES MACROSCOPIQUES DES CULTURES	CARACTÈRES MICROSCOPIQUES DES MICROBES	VIRULENCE ET ÉPREUVE DE SPRONCK	TOXICITÉ ET ACTION ANTITOXIQUE DU SÉRUM
33. Nez d'Antoine Gran..., 38 ans. 16 mars. (B.).	Epilepsie. Fosses nasales saines.	Colonies blanches et rondes, petites, sèches, opaques, discrètes. Réaction d'Escherich négative. Agglutination nulle.	Bacilles courts et trapus, homogènes, en V, en palissade. Gram + Neisser —	1 cc. tue en 4 jours 1/2 avec congestion générale. Epreuve de Spronk positive.	Toxicité nulle. 10 cc. ne tuent pas le cobaye.
34. Nez de Claude Jean..., 61 ans. 16 mars. (B.).	Myélite transverse. Fosses nasales saines.	Colonies blanches et rondes, opaques et sèches, discrètes, petites. Réaction d'Escherich négative. Agglutination nulle.	Cocci. Bacilles courts, trapus, homogènes, en V, en palissade. Gram + Neisser —	Virulence nulle. 10 cc. ne tuent pas le cobaye. Epreuve de Spronk négative.	1 cc. tue en 30 h. avec congestion générale. Action préventive du sérum.
35. Gorge de Pierre Lar..., 15 mois. 22 mars. (E.).	Croup avec fièvre. Sérothérapie. Guérison. Durée : 25 jours.	Taches de bougie discrètes, de moyennes dimensions. Réaction d'Escherich négative. Agglutination positive à 1/15 par notre sérum de chèvre vaccinée.	Staphylocoques. Bacilles courts, trapus, homogènes, en V, en palissade. Gram + Neisser —	1 cc. tue en 24 h. avec œdème local, épanchement pleural, congestion générale, surtout des capsules surrénales. Epreuve de Spronck négative.	Toxicité nulle aux doses habituelles. 10 cc. tuent le cobaye en 17 h. avec œdème local, congestion de l'intestin, du foie, de la rate, hypertrophie des capsules surrénales. Action préventive du sérum.
36. Gorge d'Auguste Rost..., 25 ans. 15 mars. (B.).	Coryza et conjonctivite, dysphagie, au décours d'une fièvre typhoïde, avec recrudescence thermique. Guérison en 3 j.	Colonies rondes et blanches, sèches, discrètes. Quelques-unes humides, plus larges. Réaction d'Escherich négative. Agglutination nulle.	Cocci. Bacilles courts, trapus, homogènes, parallèles. Gram + Neisser —	1 cc. tue en 40 heures avec congestion générale, surtout des capsules surrénales, et œdème local. Epreuve de Spronck positive.	Toxicité nulle : 10 cc. ne tuent pas le cobaye.
37. Nez d'Auguste Rost..., 25 ans. 15 mars. (B.).	Coryza et conjonctivite, dysphagie au décours d'une fièvre typhoïde, avec recrudescence thermique. Guérison en 3 j.	Colonies blanches et rondes, opaques et sèches, petites et discrètes. Réaction d'Escherich positive. Agglutination nulle.	Staphylocoques. Bacilles courts, trapus, homogènes, parallèles. Gram + Neisser —	1 cc. tue en 28 heures avec congestion générale, surtout des capules surrénales, et épanchement pleural. Epreuve de Spronck positive.	1 cc. tue en 5 jours, avec légère congestion générale. Action préventive du sérum.
38. Gorge de Marius Ar..., 1 an. 15 mars. (E.).	Croup fébrile, convulsions. Sérothérapie, intubation. Mort au 4e jour.	Taches de bougie discrètes, de dimensions moyennes. Réaction d'Escherich positive. Agglutination nulle.	Rares cocci. Bacilles moyens, granuleux, enchevêtrés. Gram + Neisser —	1 cc. tue en 40 heures avec œdème local, congestion générale. Epreuve de Spronck positive.	1 cc. tue en 4 j. 1/2, avec légère congestion générale. Action préventive du sérum.
39. Gorge de Marius Berth..., 5 ans 1/2. 15 mars. (E.).	Croup fébrile. Sérothérapie, intubation. Guérison. Durée : 11 jours.	Taches de bougie discrètes, de dimensions moyennes. Réaction d'Escherich négative. Agglutination nulle.	Bacilles courts, trapus, homogènes, parallèles. Gram + Neisser —	1 cc. tue en 8 jours avec congestion générale. Epreuve de Spronck positive.	1 cc. tue en 5 jours avec congestion intestinale. Action préventive du sérum.
40. Gorge de Philibert Du..., 6 mars. (E.).	Croup avec fièvre et adynamie. Sérothérapie, intubation. Mort au 11e jour.	Colonies polymorphes dont plusieurs en taches de bougie. Réaction d'Escherich négative. Agglutination nulle.	Bacilles moyens et intermédiaires. Gram + Neisser +	1 cc. tue en 28 heures avec congestion des capsules surrénales. Epreuve de Spronck négative.	1 cc. tue en 4 jours avec congestion intestinale. Action préventive du sérum.
41. Nez de Louise Hu., 16 ans. 14 mars. (E.).	Angine pultacée avec adénopathie et fièvre. Sérothérapie. Guérison. Durée : 6	Taches de bougie confluentes, de dimensions moyennes. Réaction d'Escherich positive en 48 h. Agglutination à 1/20 en 24 h.	Rares staphylocoques. Bacilles courts, trapus, homogènes, parallèles. Gram + Neisser —	Virulence nulle. 10 cc. ne tuent pas le cobaye. Epreuve de Spronck négative.	1 cc. tue en 3 jours avec légère congestion générale. Action préventive du sérum.
42. Nez de Ferdinand Br., 6 ans. 20 mars. (E.).	Angine à points blancs, guérie en 4 jours.	Colonies blanches et rondes, confluentes, de dimensions moyennes. Réaction d'Escherich négative. Agglutination nulle.	Bacilles courts, trapus, homogènes, parallèles. Gram + Neisser +	Virulence nulle. 10 cc. ne tuent pas le cobaye. Epreuve de Spronck négative.	Toxicité nulle. 10 cc. ne tuent pas le cobaye.
43. Gorge de Ferdinand Br., 6 ans. 20 mars. (E.).	Angine à points blancs, guérie en 4 jours.	Colonies rondes et blanches, sèches, confluentes, de dimensions moyennes. Réaction d'Escherich négative. Agglutination nulle.	Bacilles courts, trapus, homogènes, parallèles. Gram + Neisser +	Virulence nulle. 10 cc. ne tuent pas le cobaye. Epreuve de Spronck négative.	1 cc. tue en 5 jours avec congestion intestinale. Action préventive du sérum.
44. Nez de Marius Br., 5 ans 1/2. 5 mars. (E.).	Croup avec fièvre. Sérothérapie, intubation. Guérison. Durée : 11 j.	Taches de bougies discrètes, de dimensions moyennes. Réaction d'Escherich positive en 48 h. Agglutination nulle.	Bacilles courts, trapus, homogènes, parallèles. Gram + Neisser —	Virulence nulle. 10 cc. ne tuent pas le cobaye. Epreuve de Spronck négative.	Toxicité nulle. 10 cc. ne tuent pas le cobaye.

INDICATIONS ET PROVENANCE	DONNÉES CLINIQUES	CARACTÈRES MACROSCOPIQUES DES CULTURES	CARACTÈRES MICROSCOPIQUES DES MICROBES	VIRULENCE ET ÉPREUVE DE SPRONCK	TOXICITÉ ET ACTION ANTITOXIQUE DU SÉRUM
45. Nez de Philibert D., 5 ans 1/2. 14 mars.	Croup avec angine. Fièvre, adynamie, sérothérapie, intubation. Mort au 11e j.	Colonies très abondantes et polymorphes. Réaction d'Escherich négative. Agglutination nulle.	Bacilles courts, aux caractères mixtes. Gram +. Neisser +.	1 cc. tue en 30 h. avec œdème local, congestion générale, épanchement pleural. Epreuve de Spronck négative.	Toxicité nulle aux doses habituelles et même à 5 cc. 10 cc. tuent en 36 h. avec œdème local, foie infectieux, congestion des capsules surrénales. Action préventive du sérum.
46. Gorge de Lucie Fa..., 11 a. 1/2. 22 mars. (E.).	Angine pseudo-membraneuse fébrile. Sérothérapie. Guérison en 8 jours.	Taches de bougie discrètes de moyennes dimensions. Réaction d'Escherich négative. Agglutination à 1/10 en 24 h.	Bacilles moyens, granuleux, parallèles ou enchevêtrés. Gram +. Neisser +.	1 cc tue en 30 heures avec œdème local, congestion générale, surtout des capsules surrénales. Epreuve de Spronck négative.	1 cc tue en 36 heures avec œdème local et congestion générale. Action préventive du sérum.
47. Gorge de Catherine Del..., 18 mois. 18 mars. (E.).	Angine toxique avec fièvre. Sérothérapie. Mort au 11e jour.	Nombreuses colonies blanches et rondes, sèches, petites. Une colonie large, humide, jaune. Réaction d'Escherich négative. Agglutination nulle.	Staphylocoques. Bacilles longs, grêles, granuleux, enchevêtrés. Gram +. Neisser +.	1 cc. en 30 heures avec œdème local, congestion générale, surtout des capsules surrénales. Epreuve de Spronck négative.	Toxicité nulle aux doses habituelles. 10 cc. tuent en 18 heures avec œdème local, congestion de l'intestin, de la rate, des reins, des capsules surrénales, foie infectieux. Action préventive du sérum.
48. Gorge de Louise Hu..., 16 ans. 14 mars. (E.).	Angine pultacée avec adénopathie et fièvre. Sérothérapie. Guérison en 6 jours.	Taches de bougie discrètes, de dimensions moyennes. Réaction d'Escherich négative. Agglutination à 1/20 en 24 h.	Rares staphylocoques. Bacilles courts, trapus, homogènes, parallèles. Gram +. Neisser —.	Virulence nulle : 10 cc. ne tuent pas le cobaye. Epreuve de Spronck négative.	Toxicité nulle. 10 cc. ne tuent pas le cobaye.
49. Gorge d'Emile Jof..., 2 a. 1/2. 28 mars. (E.).	Croup avec coryza, angine, fièvre, albuminurie sérothérapie, intubation, trachéotomie. Guérison. Durée : 2 mois.	Taches de bougie, petites, confluentes. Réaction d'Escherich négative. Agglutination nulle.	Bacilles moyens, homogènes, parallèles. Gram +. Neisser +.	1 cc. tue en 2 jours 1/2 avec œdème local, congestion générale, surtout des capsules surrénales. Epreuve de Spronck positive.	1 cc. tue en 7 jours avec congestion générale, surtout de l'intestin. Action préventive du sérum.
50. Nez d'Emile Jof..., 2 a. 1/2. 28 mars. (E.).	Croup avec coryza, angine, fièvre, albuminurie. Sérothérapie, intubation, trachéotomie. Guérison. Durée : 2 mois.	Taches de bougie confluentes, très petites. Réaction d'Escherich positive en 24 heures. Agglutination nulle.	Bacilles courts, homogènes, trapus, en V, en palissade. Gram +. Neisser +.	1 cc. tue en 2 jours 1/2 avec œdème local, épanchement pleural, congestion générale surtout des capsules surrénales. Epreuve de Spronck négative.	1 cc. tue cobaye en 30 heu[res] avec œdème local et ép[an]chement pleural. Action préventive du sérum
51. Nez de Lum... 1er avril.	Angine avec coryza, fièvre. Sérothérapie. Guérison Durée : 5 jours	Taches de bougies discrètes, de dimensions moyennes. Réaction d'Escherich négative. Agglutination nulle.	Bacilles moyens, homogènes, parallèles. Gram +. Neisser —.	Virulence nulle : 10cc. ne tuent pas le cobaye. Epreuve de Spronck négative.	1 cc. tue en 6 jours avec c[on]gestion des capsules surr[éna]les, de l'intestin, du p[éri]toine. Action préventive du sér[um]
52. Gorge de Laurence Du... 4 a. 1er avril. (E.).	Croup avec angine, adénopathie, fièvre, albuminurie. Sérothérapie. Guérison en 10 j.	Taches de bougies discrètes, de dimensions moyennes. Réaction d'Escherich positive en 24 heures. Agglutination nulle.	Bacilles longs, grêles, granuleux, enchevêtrés. Gram +. Neisser +.	1 cc. tue en 30 heures avec congestion générale. Epreuve de Spronck positive.	Toxicité nulle : 10cc. ne tu[ent] pas le cobaye.
53. Nez de Co... 3 avril. (E.).	Laryngite bénigne post-rubéolique.	Taches de bougies petites, confluentes. Réaction d'Escherich positive en 48 heures. Agglutination nulle.	Cocci. Bacilles longs, grêles, granuleux, enchevêtrés. Gram +. Neisser +.	Virulence nulle : 10cc. ne tuent pas le cobaye. Epreuve de Spronck positive.	Toxicité nulle : 10cc. ne tu[ent] pas le cobaye.
54. Nez de Maurice Boi... 17 a. 27 février. (E.).	Coryza guéri rapidement.	Taches de bougies discrètes, de moyennes dimensions. Réaction d'Escherich positive en 24 heures. Agglutination nulle.	Cocci. Bacilles longs, grêles, granuleux, enchevêtrés. Gram +. Neisser +.	1 cc. tue en 2 jours avec congestion et hypertrophie des capsules surrénales. Epreuve de Spronck positive.	Toxicité nulle : 10cc. ne tu[ent] pas le cobaye.
55. Gorge de Marius Des... 2 ans et 1/2. 9 avril. (E.).	Croup avec angine, adénopathie, fièvre, albuminurie. Sérothérapie, intubation. Guérison en 8 jours.	Quelques taches de bougie discrètes. Plusieurs colonies punctiformes. Réaction d'Escherich positive en 24 heures. Agglutination nulle.	Cocci. Bacilles longs, grêles, granuleux, enchevêtrés. Gram +. Neisser +.	Virulence nulle : 10cc. ne tuent pas le cobaye. Epreuve de Spronck négative.	Toxicité nulle : 10cc. ne tu[ent] pas le cobaye.

INDICATIONS ET PROVENANCE	DONNÉES CLINIQUES	CARACTÈRES MACROSCOPIQUES DES CULTURES	CARACTÈRES MICROSCOPIQUES DES MICROBES	VIRULENCE ET ÉPREUVE DE SPRONCK	TOXICITÉ ET ACTION ANTITOXIQUE DU SÉRUM
56. — Gorge de Marie Mad.., 15 ans. 10 avril. (E.).	Angine pseudo-membraneuse, avec adénopathies et fièvre. Sérothérapie. Guérison en 12 jours.	Taches de bougies discrètes, de dimensions moyennes. Réaction d'Escherich positive en 8 jours. Agglutination nulle.	Bacilles moyens et intermédiaires. Gram + Neisser +	1 cc. tue en 48 heures avec œdème local, épanchement pleural, congestion des capsules surrénales. Epreuve de Spronck négative.	Toxicité nulle. 10 cc. ne tuent pas le cobaye.
57. — Gorge de Marguerite Or., 8 ans 1/2. 13 avril. (E.).	Croup avec angine, adénopathies, fièvre, albuminurie. Sérothérapie, trachéotomie. Guérison. Durée : 7 semaines.	Petites colonies blanches et rondes, confluentes. Réaction d'Escherich négative. Agglutination nulle.	Nombreux cocci. Quelques bacilles courts, homogènes, parallèles. Gram + Neisser —	1 cc. tue en 5 jours avec congestion générale. Epreuve de Spronck négative.	Toxicité nulle. 10 cc. ne tuent pas le cobaye.
58. — Gorge de Lucie Pr..., 3 ans 1/2. 27 avril (E.)	Croup avec angine, adénopathies, fièvre, albuminurie. Sérothérapie, intubation. Guérison. Durée : un mois.	Taches de bougies discrètes, de moyennes dimensions. Réaction d'Escherich négative. Agglutination nulle.	Cocci. Bacilles longs et grêles, granuleux et enchevêtrés. Gram + Neisser +	1 cc. tue en 2 jours 1/2 avec œdème local et congestion des capsules surrénales. Epreuve de Spronck négative.	Toxicité nulle aux doses habituelles. 10 cc. tuent le cobaye en 36 heures avec congestion de l'intestin, du foie, de la rate et des capsules surrénales. Action préventive du sérum.
59. — Nez d'Elisabeth Chat..., 50 ans. 28 avril. (D.).	Alcoolisme. Fosses nasales saines.	Colonies blanches et rondes, petites et discrètes. Réaction d'Escherich négative. Agglutination nulle.	Bacilles courts, trapus, homogènes, parallèles. Gram + Neisser —	Virulence nulle. 10 cc. ne tuent pas le cobaye. Epreuve de Spronck positive.	Toxicité nulle. 10 cc. ne tuent pas le cobaye.
60. — Nez de Catherine Mont.., 17 ans. 28 avril. (D.).	Chorée hystérique. Fosses nasales saines.	Colonies blanches et rondes, petites et discrètes. Réaction d'Escherich négative. Agglutination nulle.	Bacilles courts, trapus, homogènes, parallèles. Gram + Neisser —	Virulence nulle. 10 cc. ne tuent pas le cobaye. Epreuve de Spronck positive.	Toxicité nulle. 10 cc. ne tuent pas le cobaye.
61. Nez de Marguerite R..., 53 ans. 28 avril. (D.).	Alcoolisme. Fosses nasales saines.	Colonies blanches et rondes, discrètes et petites. Réaction d'Escherich négative. Agglutination à 1/10 en 24 h. (au bout d'un an).	Bacilles courts, trapus, homogènes, parallèles. Gram + Neisser —	Virulence nulle. 10 cc. ne tuent pas le cobaye. Epreuve de Spronck positive.	Toxicité nulle. 10 cc. ne tuent pas le cobaye.
62. Nez de Marie Feu..., 68 ans. 28 avril. (D.).	Myocardite chronique. Fosses nasales saines.	Colonies jaunes et rondes, discrètes et petites. Réaction d'Escherich négative. Agglutination nulle.	Bacilles courts, trapus, homogènes, parallèles. Gram + Neisser —	Virulence nulle. 10 cc. ne tuent pas le cobaye. Epreuve de Spronck positive.	Toxicité nulle. 10 cc. ne tuent pas le cobaye.
63. Nez de Madeleine Di., 35 ans. 28 avril. (D.).	Mal de Bright. Fosses nasales saines.	Colonies blanches et rondes, discrètes et petites. Réaction d'Escherich négative. Agglutination nulle.	Staphylocoques. Bacilles courts, trapus, homogènes, parallèles. Gram + Neisser —	Virulence nulle. 10 cc. ne tuent pas le cobaye. Epreuve de Spronck positive.	Toxicité nulle. 10 cc. ne tuent pas le cobaye.
64. Nez de Françoise Ren..., 34 ans. 30 avril. (D.).	Tuberculose pulmonaire. Fosses nasales saines.	Colonies blanches et rondes, petites et discrètes. Réaction d'Escherich négative. Agglutination nulle.	Bacilles courts trapus, homogènes, parallèles. Gram + Neisser —	Virulence nulle. 10 cc. ne tuent pas le cobaye. Epreuve de Spronck positive.	Toxicité nulle. 10 cc. ne tuent pas le cobaye.
65. Nez de Philiberte Bar...., 49 ans. 30 avril. (D.).	Maladie de Basedow; insuffisance mitrale. Fosses nasales saines.	Colonies rondes et blanches, petites et discrètes. Réaction d'Escherich négative. Agglutination nulle.	Cocci. Bacilles courts, trapus, homogènes, parallèles. Gram + Neisser —	Virulence nulle. 10 cc. ne tuent pas le cobaye. Epreuve de Spronck positive.	Toxicité nulle. 10 cc. ne tuent pas le cobaye.
66. Gorge de Marie Chev., 7 ans. 20 avril.	Angine pseudo-membraneuse avec adénopathie, paralysie du voile, fièvre, albuminurie, sérothérapie. Guérison en 9 jours.	Colonies blanches et rondes, petites, confluentes. Réaction d'Escherich négative. Agglutination nulle.	Bacilles longs, grêles, granuleux, enchevêtrés. Gram + Neisser —	1 cc. tue en 2 j. 1/2 avec œdème local, congestion des capsules surrénales, épanchement pleural. Epreuve de Spronck négative.	1 cc. tue en 2 j. 1/2 avec congestion splénique et intestinale. Action préventive du sérum.

INDICATIONS ET PROVENANCE	DONNÉS CLINIQUES	CARACTÈRES MACROSCOPIQUES DES CULTURES	CARACTÈRES MICROSCOPIQUES DES MICROBES	VIRULENCE ET ÉPREUVE DE SPRONCK	TOXICITÉ ET ACTION ANTITOXIQUE DU SÉRUM
67. Gorge et nez de Perr. 2 mars. (A.).	Enfant convalescent d'affection chirurgicale. Gorge et fosses nasales saines.	Taches de bougie sur sérum. Colonies rouges sur agar. Réaction d'Escherich négative. Agglutination nulle.	Cocci. Bacilles courts, trapus, homogènes, parallèles, légèrement fusiformes. Gram + Neisser —	Virulence nulle. 10 cc. ne tuent pas le cobaye. Epreuve de Spronck positive.	Toxicité nulle. 10 cc. ne tuent pas le cobaye.
68. Bacille Dav. (bacil. de Laborat.)	Angine diphtérique.	Taches de bougie confluentes, caractéristiques. Réaction d'Escherich positive. Agglutination positive à 1/20 en 1/2 h.	Bacille long et grêle, granuleux et enchevêtré. Gram + Neisser +	1 cc. tue en 12 heures avec œdème local, congestion générale (tue à 1/20). Epreuve de Spronck négative.	1 cc. tue en 12 h. avec congestion des capsules surrénales, épanchement pleural (tue à 1/50). Action préventive du sérum.
69. Bacille M... (de laboratoire).	id.	Mêmes caractères.	Mêmes caractères.	Mêmes caractères.	Mêmes caractères.
70. Bacille Ch... (de laboratoire).	id.	id.	id.	id.	id.

CHAPITRE XIII

De la pluralité des Bacilles dits « pseudo-diphtériques ». — Applications au diagnostic et à la prophylaxie de la diphtérie.

L'étude que nous venons de faire des bacilles classiquement dénommés « pseudo-diphtériques » nous conduit au démembrement de ce groupe. La grande majorité d'entre eux nous paraissent être des bacilles de KLEBS-LŒFFLER atténués (les uns sûrement, les autres très probablement) ; d'autres, moins nombreux, peuvent ou doivent en être différenciés, et méritent seuls la dénomination de « pseudo-diphtériques ». Encore, ces derniers appartiennent-ils probablement à *plusieurs espèces*.

De nos 30 bacilles apparemment inactifs, 18, c'est-à-dire 60 0/0, ont fait preuve ultérieurement de spécificité nettement diphtérique : les uns, inoculés à forte dose ou artificiellement renforcés, tuaient ou paralysaient le cobaye, les autres étaient capables de tuer le moineau, d'autres sécrétaient des toxines.

3 bacilles seulement (10 0/0), rebelles à toute tenta-

tive de renforcement, nous ont paru appartenir à des espèces complètement étrangères à la diphtérie, à cause de leur pouvoir chromogène, de l'odeur de leurs cultures liquides, etc. (*véritables pseudo-diphtériques*).

Parmi les 9 échantillons restants, 3 seulement (10 o/o) ne nous ont donné aucun signe de parenté avec le bacille de Klebs-Lœffler, alors que les 6 autres (20 o/o) nous ont paru se rapprocher beaucoup, sans qu'il soit possible de l'affirmer, du bacille atténué. Les uns avaient les dimensions du bacille long de la diphtérie, les autres présentaient des granulations polaires par la double coloration d'Ernst-Neisser, d'autres poussaient en voile ou acidifiaient rapidement les milieux, d'autres enfin étaient agglutinés par le sérum anti-diphtérique.

Ces considérations nous conduisent à dresser le tableau suivant, qui donne, avec leur fréquence relative, les divisions que l'on doit, d'après nous, faire dans le groupe classique des pseudo-diphtériques :

Bacilles dits « pseudo-diphtériques » :

1° *B. diphtériques vrais atténués* : 60 °/₀.

2° *B. douteux* : 30 °/₀ { a) B. probablement *diphtériques* : 20 °/₀. b) B. probablement *pseudo-diphtériques* : 10 °/₀. }

3° *B. vraiment pseudo-diphtériques* : 10 °/₀.

Il existe donc, à notre avis, de vrais et de faux bacilles d'Hofmann, de même qu'il existe de vrais et de faux bacilles de Klebs-Lœffler, et les faux bacilles d'Hofmann ne sont autre chose que des bacilles de Klebs-Lœffler atténués.

La nécessité de démembrer le groupe pseudo-diphtérique était, d'ailleurs, admise avant nous par Abbott (30-31), Biggs, Park et Beebe (60), Veillon et Hallé (102), De Martini (123), Gromakowski (207), Kurth (157), Hewlet et Knight (156), etc. Mais, contrairement à l'opinion de la plupart d'entre eux, nous pensons qu'il est impossible de différencier rapidement ces variétés les unes des autres, la réaction d'Ernst-Neisser, *la meilleure des méthodes pratiques* cependant, étant elle-même loin d'être infaillible. Ces auteurs insistent surtout sur la différenciation de ces espèces par la réaction acide des cultures. A notre avis, il faut une longue série de recherches, parmi lesquelles l'inoculation aux animaux et l'épreuve de Spronck tiennent la première place, pour aboutir à une diagnose certaine.

Et même, au cours de ces recherches de laboratoire, à moins que la constatation d'un caractère particulier ne fasse rejeter à coup sûr l'idée de diphtérie, un doute peut subsister tant que les expériences sont négatives, tant que les tentatives de renforcement échouent.

***

Que conclure, pratiquement, de tout ce qui précède, sinon que la constatation de bacilles « pseudo-diphtériques » doit, presque toujours en pratique, conduire au même diagnostic et à la même prophylaxie que celle des bacilles de Klebs-Lœffler, les véritables bacilles d'Hofmann étant très rares.

A la vérité, d'après nos recherches microbiologiques, le mot « pseudo-diphtérique » ne doit pas être supprimé des classifications car, à côté de l'immense majorité des bacilles qui sont des bacilles virulents atténués, il existe quelques espèces, fort rares (véritables bacilles d'Hofmann), qui n'ont aucun rapport avec la diphtérie, quoique gardant le Gram et poussant en temps voulu sur sérum. Mais, étant donné que ces espèces purement saprophytiques sont exceptionnelles, et que l'on ne possède, comme nous le dirons, aucun moyen rapide de les différencier, étant donné que les bacilles de Klebs-Lœffler les plus atténués peuvent, par exaltation ou sur un terrain favorable, propager de véritables diphtéries, ne vaut-il pas mieux pécher par excès que par défaut dans l'application des mesures hygiéniques et observer la même conduite sévère à l'égard de tous les bacilles suspects ?

Si donc l'on est appelé à faire le diagnostic bactériologique de la diphtérie, les mêmes mesures d'isolement et de désinfection devront être prises le plus tôt possible *vis-à-vis de tous les sujets porteurs, dans le nez, dans la gorge, etc. de bacilles gardant le Gram et poussant en 15 à 20 heures à 35 ou 37° sur sérum solidifié.*

Si, ayant ainsi paré au plus pressé, on veut s'assurer que l'on n'a pas été induit en erreur par un de ces rares bacilles qui méritent l'épithète de « pseudo-diphtériques », on devra instituer des recherches de laboratoire souvent longues et compliquées.

En somme, l'existence de rares bacilles, véritablement pseudo-diphtériques, à côté de ceux qui sont des bacilles de Klebs-Lœffler atténués, ne peut infirmer la valeur pratique du diagnostic bactériologique de la diphtérie, et lui laisse toute son importance en prophylaxie.

Notre étude, qui paraît compliquer la question des pseudo-diphtériques au point de vue scientifique, la simplifie au contraire cliniquement.

CHAPITRE XIV

Résumé et conclusions.

On donne classiquement le nom de « pseudo-diphtériques » à des bacilles gardant le Gram et poussant en 15 à 20 heures à 35° ou 37° sur sérum solidifié, comme le bacille de Klebs-Lœffler, et, contrairement à celui-ci, *ne tuant pas le cobaye* dans les conditions habituelles.

Ces bacilles se rencontrent fréquemment chez l'homme, même à l'état normal : 32 fois sur 100 chez les sujets sains, d'après nos observations.

Ils nous ont paru beaucoup plus fréquents (20 fois) dans le nez que dans la gorge, et l'on peut se demander si le pouvoir atténuant du mucus nasal n'est pas en partie la cause de leur innocuité.

La possibilité de transformer des bacilles de Klebs-Lœffler en bacilles non virulents est un fait bien acquis.

Nous avons réussi à obtenir artificiellemunt la transformation inverse, en faisant apparaître la virulence et la toxicité chez certains bacilles dits « pseudo-diphtériques ».

Nous pensons qu'il faut démembrer le groupe classique des pseudo-diphtériques. Parmi ceux que nous avons étudiés, le plus grand nombre étaient certainement (60 o/o) ou probablement (20 o/o) des bacilles de KLEBS-LŒFFLER atténués; les autres appartenaient probablement (10 o/o) ou certainement (10 o/o) à plusieurs espèces étrangères à la diphtérie.

Des méthodes pratiques proposées pour distinguer les bacilles de KLEBS-LŒFFLER atténués des pseudo-diphtériques légitimes, aucune, même la réaction d'ERNST-NEISSER, ne nous paraît constante, ni spécifique.

Il sera donc prudent d'observer, vis-à-vis de tous les bacilles dits « pseudo-diphtériques », les mêmes mesures de prophylaxie que vis-à-vis des bacilles de KLEBS-LŒFFLER.

BIBLIOGRAPHIE

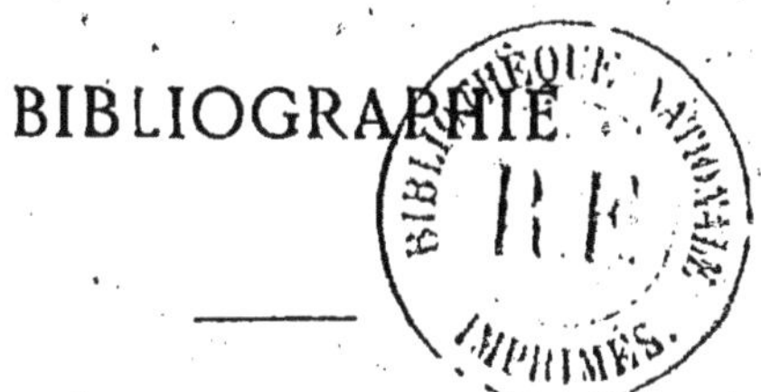

1883

1. Klebs. — Ueber Diphtherie. *Vehandl. 2 Congress. f. inn. Med., II Abth.* Wiesbaden, 143; et *Corresp. Bl. f. Schweiz. Aerzt.*, 375.

1884

2. Kuschbert. — Die Xerosis conjonctivæ und ihre Begleiter scheinungen. *Deutsch. med. Wochen.*, 321 et 341.
3. F. Loeffler. — Ueber die Ætiologie der Diphtherie. *Dritter Congress f. inn. Med.*; *Berlin. Klin. Wochen.*, 333 et *Mittheil. aus Kaiserl. Gesundheits.* II., 480.

1886

4. A. Cornil et V. Babès. — *Les Bactéries*, 450.
5. C. Flugge. — *Die Microorganismen*, Leipzick, 228.

1887

6. F. Loeffler. — Untersuchungen über die Diphtherie Bacillen. *Berlin. militærærtzt. Gesellsch.*; *Deutsch. militærærtz. Zeitschr.*, XVI. 353 et *Centralbl. f. Bakter.*, II., 105.

7. G. Œrtel. — *Die Pathogenese der epidemische Diphtherie.* Leipzick.

1888

8. P. Baumgarten. — *Lehrbuch der pathologischen Mykologie.* Braunschweig, 81.
9. P. Ernst. — Ueber den Xerosisbacillus. *Zeitschr. f. Hyg.*, IV, 1.
10. G. v. Hofmann-Wellenhof. — Untersuchungen über den Klebs- Loeffler'schen Bacillus der Diphtherie und seine pathogene Bedeutung. *Wien. med. Wochen.*, 66 et 107.
11. A. Neisser. — Versuche über die Sporenbildung bei Xerosebacillen. *Zeitschr. f. Hyg.*, IV, 165.
12. E. Roux et A. Yersin. — Contribution à l'étude de la diphtérie. *Ann. de l'Inst. Pasteur*, 629.

1889

13. V. Babès. — Ueber isolirt färbare Antheile von Bacterien. *Zeitschr. f. Hyg.*, V, 173.
14. P. Ernst. — Ueber Kern. u. Sporenbildung in Bacterien. *Zeitschr. f. Hyg.*, V, 428.
15. A. Kolisko und R. Paltauf. — Zum Wesen des Croupes und der Diphtherie. *Wien. Klin. Wochen.*, II, nº 8.
16. Ortmann. — Broncho-pneumonie im Gefolge von Diphtherie. *Berlin. Klin. Wochen.*, 195.
17. E. Roux et A. Yersin. — Contribution à l'étude de la diphtérie (2º mémoire). *Ann. de l'Inst. Pasteur*, 273.
18. C. Zarniko. — Zur Kenntniss des Diphtheriebacillus. *Centralbl. f. Bakter.*, VI., 153, 177 et 224.
19. C. Zarniko. — Beitrag zur Kenntniss des Diphtherie bacillus. *Inaug. Dissert.* Kiel.

1890

20. M. Beck. — Bacteriologische Untersuchungen über die Ætiologie der menschlichen Diphtherie. *Zeitschr. f. Hyg.*, VIII, 434.
21. L. Brieger et C. Frænkel — Untersuchungen über Bakteriengifte. *Berlin. Klin. Vochen.*, 241, 268 et 1133.
22. Th. Escherich. — Zur Ætiologie der Diphtherie. *Centralbl. f. Bakter.*, VII, 8.
23. A. d'Espine et E. de Marignac. — Recherches expérimen-

tales sur le bacille diphtérique. *Rev. Méd. de la Suisse rom.*, 34 et 99.

24. E. Klein. — Zur Ætiologie der Diphtherie. *Centralbl. f. Bakter.*, VII, 489 et 521.

25. H. Lefèvre. — Contribution à l'étude de la diphtérie. De l'examen bactériologique de la fausse membrane diphtérique ; son importance au point de vue du diagnostic. *Th. de Paris*, 1890-1891, nº 124.

26. F. Loeffler. — Bemerkungen zu der Arbeit von Klein. *Centralbl. f. Bakter.*, VII, 528.

27. F. Loeffler. — Der gegenwärtige Stand der Frage nach der Entsitzung der Diphtherie. *Deutsch. Med. Wochenschr.*, 81 et 108.

28. E. Roux et A. Yersin. — Contribution à l'étude de la diphtérie (3e mémoire). *Ann. de l'Inst. Pasteur*, 385.

29. H. Spronck. — Zur Kenntniss der pathogenen Bedeutung des Klebs-Loeffler'schen Diphtherie-bacillus. *Centralbl. f. allgem. Pathol.*, I, 217.

1891

30. A. Abbott. — The Relation of the Pseudo-diphtheritic Bacillus to the Diphtheritic Bacillus. *Johns Hopk. Hosp. Bull.*, 110.

31. A. Abbott. — Further studies upon the Relation of the Pseudo-Diphtheritic Bacillus to the Diphteritic Bacillus. *Johns Hopk Hosp. Bull.*, nº 17.

32. Chantemesse. — *Bull. Soc. Méd. des Hôp.*, 331.

33. C. Flugge. — *Die Micro-organismen*, 190.

34. Ch. Morel. — Contribution à l'étude de la diphtérie (Bactériologie et Anatomie pathologique). *Th. de Paris*, 1890-1891, nº 139.

35. Welch et A. Abbott. — The Etiology of Diphtheria. *Johns Hopk. Hosp. Bull.*, 29.

1892

36. H. Bourges. — *La Diphtérie*. Paris, Rueff.

37. H. Koplik. — Forms of true diphtheria which simulate simple catarrhal angina. The socalled diphtheritic angina sine membrana. *N.-York Med. Journ.*, LVI, 225.

38. L. Martin. — Examens clinique et bactériologique de

200 enfants entrés au pavillon de la diphtérie à l'hôpital des Enfants Malades. *Ann. de l'Inst. Pasteur*, 335.

39. Park. — Diphtheria and allied pseudo-membranous inflammations, a clinical and bacteriological study. *N.-York Med. Rec.*, july 30 and august 6.

1893

40. P. Boulloche. — *Les angines à fausses membranes*. Paris, Rueff.

41. Th. Escherich. — Zur Frage des Pseudodiphtheriebacillus und der diagnostischen Bedeutung des Loeffler'schen Bacillus. *Berlin. Klin. Wochen.*, 492, 520 et 549.

42. E. Feer. — Echte Diphtherie ohne Membranbildung unter dem Bilde der einfachen catarrhalischen Angina. *Corresp. Bl. f. Schweiz. Aerzt.*, 295.

43. C. Frænkel. — Ueber das Vorkommen der Loeffler'schen Diphtheriebacillen. *Berlin. Klin. Wochen.*, 252.

44. Goldscheider. — Bakterioskopische Untersuchungen bei Angina tonsillaris und Diphtheria. *Zeitsch. f. Klin. Med.*, XXII, 534.

45. Martha. — Note sur un cas de diphtérie atténuée. *Arch. de Méd. exp.*, 688.

46. Preisz. — Diphtheritis es Pseudodiphtheritis bacillusok. *Orvosi Hetilap.*, n° 8.

47. F. Rabot. — Lyon et le bacille de Loeffler ; le pseudo-bacille. *Lyon Méd.*, LXXIII, 211 et 245.

48. L. Thoinot et E. Masselin — Précis de microbie, 2° édition, 459 et 473.

49. Veillon. — La diphtérie ; étude bactériologique ; application au diagnostic, à la pathogénie et au traitement. *Semaine Méd.*, 436.

1894

50. Bernheim. — Ueber die Mischinfection bei Diphtherie. Klinische und experimentelle Untersuchungen. *Zeitsch. f. Hyg.*, XXXIV, 523.

51. Th. Escherich. — *Ætiologie und Pathogenese der Diphtherie.* Vienne, Holder.

52. H. Koplik. — Acute lacunar Diphtheria of the tonsils,

with studies on the relation of, the pseudo-bacillus Diphtheriæ, *N.-York Med. Journ.*, LIX, 300.

53. N. Kruse und A. Pasquale. — Untersuchungen über Dysenterie und Leberabscess. *Zeirschr. f. Hyg.*, XXVII, 1.

54. H. Plaut. — Studien zur bacteriellen Diagnostik der Diphtherie and der Anginen. *Deutsch. med. Wochen.*, 920.

55. J. Ritter.— Die Ætiologie und die Behandlung der Diphtherie. *Verhandl. des X Versamml. der Gesellsch. f. Kinderheilk.*

56. F. Schanz. — Zur Ætiologie der Diphtherie. *Deutsch, med. Wochen.*, 920.

57. Tézenas du Montcel. — Contribution à l'étude de la diphterie, diagnostic et étiologie. *Th. Lyon*, 1893-1894, n° 904.

58. W. Welch. — Bacteriological investigations of diphtheria in the United States. *Americ Journ. of. med. Sc.*, CVIII, 427.

59. J. Wright et H. Emerson. — Ueber das Vorkommen des Bacillus Diphteriæ ausserhalb des Körpers. *Centralbl. f. Bakter.*, XVI, 412.

1895

60. H. Biggs, W. Park and A. Beebe. — Report on bacteriological investigations and diagnosis of diphtheria, from May, 4, 1893 to May 4, 1894. *Health Departement City of N.-York.*

61. H. Crouch. — The detection of the diphteria, Bacillus by its peculiar reaction toward certains stains. *N.-York med. Journ.*, XLII, 430.

62. P. Gerber et M. Podack. — Ueber die Beziehungen' der sogenannten primaeren Rhinitis fibrinosa und des sogenannten Pseudodiphtheriebacillus zum Klebs-Lœffler' schen Diphtheriebacillus. *Deutsch. Arch. f. Klin. Med.*, LIV, 262.

63. G. Gladin. — *Botk. Hosp. Zeit.* n° 11.

64. J. Grancher et P. Boulloche.— Traité de Médecine et de Thérapeutique, I

65. P. Legendre et G. Pochon. — Cas remarquable de persistance du bacille diphterique, dans le mucus nasal, avec variations de sa virulence. *Bull. Soc. med. des Hôp.*, 815.

66. Méry. — Persistance des bacilles dans la gorge, après la diphtérie. *Bull. Soc. med. des Hôp.*, 128.

67. E. Runge. — Inoculation into animals as the only deci-

sive method for the biological diagnosis of true diphteria. Illustred by three cases. *N.-York med. Journ.*, LXI, 586.
68. Sevestre. — De la persistance du bacille chez les enfants guéris de la diphtérie. *Rev. d'hyg.*, 294.
69. Trumpp. — Bacteriologische Untersuchungen an Diphteriekranken ; 13e *Congrès f. inn. Med München; Berlin. Klin. Wochen.*, 313.
70. Wiliam. — Bacteriologische Untersuchungen über Diphtherie (Zur Frage von dem Pseudodiphtheriebacillus). *Dissert, Moskau.* (en russe).
71. R. Wurtz. — *Précis de Bactériologie clinique*, 195 et 202.

1896.

72. Belfanti et della Vedova. — *Acad. roy. méd. Turin*, 27 mars ; *Archiv. italian. di otol. rinol. e lar.*, IV, nº 52, 189.
73. Chantemesse. — *Soc. méd des Hôpitaux*, 858.
74. Cobbett et Phillips. — Le bacille pseudo-diphtérique. *Journ. of. pathol. and bacteriol*, IV, 181.
75. A. Draer. — Die bacteriologische und klinische Diagnose « Diphtherie ». *Deutsch. med. Wochen.*, 279.
76. G. Eyre. — On the Xerosis Bacillus. *Transact. of pathol. Soc. of London*, XLVII, 334.
77. Fage. — Bacille pseudo-diphtérique dans un cas de dacryo-cystite. *Ann. d'Oculistique*, 55.
78. C. Frænkel. — Zur Unterscheidung der echten und unechten Diphtheriebacillus. *Hyg. Rundschau*, VI, nº 20.
79. Eug. Fraænkel. — Beitrage zur Pathologie und Etiologie der Nasennebenhœhlererkrankungen. *Arch. f. pathol. Anat.* CXLIII, 42.
80. Gelpke. — Die acute epidemische Schwellungskatarrh und sein Erreger. *Arch. f. Ophthalm*, XLII, IV, 97.
81. A. Gossage. — The influence of glycerine media on the Diphtheria bacillus. *Lancet*, II, 458
82. Gradenigo. — *Acad roy. méd, Turin*, 27 mars et *Arch. ital. di otol. rhin. et lar.*, IV, 195.
83. Gradenigo. — Sur la sérothérapie dans l'ozène et dans certaines formes d'otites purulentes. *Ann. des mal. de l'or. et du lar.*, nº 8, 124.
84. G. Grixoni. — Sulla presenza di bacilli simil-difterici nelle otiti purulente. *Riforma med.*, nos 151 et 152.

85. HENNIG. — Welchen Werth hat der Diphtheriebacillus in der Praxis ? *Samml. Klin. Vortr. inner. Med.*, n° 157.

86. HILBERT. — Ueber Diphtherie, ihre bacteriologische Diagnose und die Erfolge der Heilserumbehandlung. *Deutsch. Arch. f. Klin. med.*, LVI, 528.

87. A. KANTHACK. — Metachromatism in Diphtheria Bacilli. *The Lancet*, II, 531.

88. A. KANTHACK. — Ueber verzweigte Diphtheriebacillus. *Centralbl. f. Bakter.*, XX, 296.

89. K. KRESLING. — Die bacteriologische Untersuchung der Diphtherieverdächtigen Halsbeläge. *Pharmaz. Zeitschr. f. Russland*, Petersburg, 1896.

90. KRUSE. — Gruppe des Diphtheriebacillus. In Flügge, *Die Microorganismen*, II, 459.

91. LICHTWITZ. — Présence fréquente du bacille de Loeffler sur la plaie opératoire, après l'ablation de l'amyggdale avec l'anse électrothermique. Innocuité du bacille dans ce cas. *C. R. Soc. de Biol.*, 307.

92. E. MULLER. — Untersuchungen über das Vorkommen von Diphtheriebacillen in der Mundöhle von nichtdiphtherischen Kindern innerhalb eines grossen Krankensaales. *Jahrb. f. Kinderheilk*, XLIII, 54.

93. E. PETERS. — Diphtheria and pseudo-diphtheria bacilli. *Transact. of Pathol. Soc. of London*, XLVII, 345.

94. P. RECLUS. — Phlegmon ligneux du cou. *Rev. de Chir.*, 523.

95. PH. SABATIER. — Contribution à l'étude de la valeur séméiologique du bacille de Loeffler dans le diagnostic et le traitement de l'angine diphtérique (diphtérie bactériologique). *Th. de Paris*, 1895-1896, n° 429.

96. F. SCHANZ. — Die Bedeutung des sogenannten Xerosebacillus bei der Diagnose der Diphterie. *Berlin. Klin. Wochen.*, 250.

97. C. SPRONCK. — Le diagnostic bactériologique de la diphtérie contrôlé par le sérum antidiphtérique. *Semaine Méd.*, 317.

98. C. SPRONCK. — Ueber die Vermeintlichen « schwachvirulenten Diphtheriebacillen » des Conjunctivalsackes und die Differenzierung derselben von dem echten Diphtheriebacillus mittels des Behring'schen Heilserums. *Deutsch. med. Wochen*, 571.

99. P. SUDECK. — Ueber das Vorkommen von Diphtherieähnlichen Bacillen in der Luft. *Festschr. z. Feier. Stiftungsfeste des ærztl. Vereins zu Hamburg.* Leipzick (Langkammer).

100. J. Trumpp. — Diphtherie oder Pseudodiphtheriebacillen im Empyemeiter. *Centralbl. f. Bakter.*, XX, 721.

101. Variot. — Observation personnelle de diphtérie très bénigne avec association microbienne (Lœffler courts et moyens, streptocoques, constatés dans des cultures sur sérum). *Bull. Soc. méd. des Hôp.*, 855.

102. A. Veillon et J. Hallé. — Etude bactériologique des vulvo-vaginites chez les petites filles et du conduit vulvo-vaginal à l'état sain. *Arch. de Méd. expérim.*, 281.

1897

103. Auché et Brindel. — Bactériologie de l'ozène. Soc. franç. d'otol et laryngol. *Semaine Méd.*, 187.

104. H. Barbier. — Recherches bactériologiques chez les morbilleux. *Bull. Soc. méd. des hôp.*, 141.

105. H. Barbier. — Méthodes bactériologiques et cliniques dans le diagnostic de la diphtérie. *Bull. Soc. méd. des Hôp.* 956.

106. H. Barbier. — Sur les infections des muqueuses des voies aériennes et de la gorge où on rencontre un bacille court particulier. Bacille en navette. *Bull. Soc. méd. des Hôp.* 1371.

107. J. Courmont. — *Précis de Bacteriologie*, 393.

100. P. Duflocq. — *Leçons sur les bactéries patnogènes*, p. 97.

109. H. Ehret. — Ueber symbiose bei diabetischer Lungentuberculose. *Münch. méd. Wochen.*, 1495.

110. Eyre. — A contribution to the bacteriology of the normal conjuntivalsac. *Ann of ophtalmol.*, VI, nº 4, 676.

111. G. Ferré et J. Creignou. — Variations morphologiques du bacille de Lœffler. *Journ. méd. de Bordeaux*, 592.

112. Fibiger. — *Berlin, klin. Woehen.*, nºs 35 à 38.

113. C. Fraenlel. — Die Unterscheidung der echten und der falschen Diphtheriebacillen. *Berlin. Klin. Vochen.*, 1087.

114. S. Glücksmann. — Ueber die bakteriologische Diagnose der Diphtherie *Zeitschr. f. Hyg.*, XXVI, 417.

115. A. Gouguenheim. — Contribution à la diphtérie de l'adulte. *Bull. Soc. méd. des Hôp.*, 151.

116. J. Grancher. — Le diagnostic bactériologique et le diagnostic clinique de la diphtérie. *Journ. de Clin. et Thérapeut. infant.* 201 et 221, et *Bullet Méd.*, 237.

117. J. Guillemaut. — Etude sur le diagnostic clinique de l'angine diphtérique. *Th. Paris*, 1896-1897, nº 257.

118. HEWLETT et KNIGHT. — The socalled Pseudodiphteriebacillus and its relation to the Lœfflerbacillus. *Trans. Brit. Inst. Prev. Med., first series*, p. 7.
119. LANDSTEINER. — Ueber die Folgen der Einverbibung sterilisirter Bakterienculturen. *Wien. klin. Wochen.*, p. 439.
120. S. LAUTMANN. — L'ozène atrophiant. Clinique, Pathogénie, Sérothérapie. *Th. de Paris*, 1896-1897, n° 133.
121. G. LEMOINE. — Virulence du bacille de Lœffler, dans ses rapports avec les formes cliniques de l'angine diphtérique. *Bull. Soc. méd. des Hôp.*, 875.
122. E. MACÉ. — *Traité pratique de bactériologie*, 2e édition, 625.
123. L. DE MARTINI.— Zur Differenzierung der Diphtherie von den Pseudodiphtheriebacillen. *Centralbl. f. Batker*, XXI 87.
124. W. MIGULA. — *System der bacterien*. Jena, I.
125. M. NEISSER. — Zur Differentialdiagnose des Diphtherie bacillus. *Zeitschr. f. Hyg.*, XXIV, 443.
126. A. PETERS. — Ueber das Verhältniss der Xerosebacillen zu den Diphtheriebacillen, nebst Bemerkungen über die Conjunctivitis crouposa. *Deutsch. méd. Wochen.*, 133.
127. A. PROCHASKA. — Die Pseudodiphtheriebacillen des Rachens. *Zeitschr. f. Hyg.*, XXIV, 373.
128. F. SCHANZ.—Die Schnelldiagnose des Lœffler'schen Diphtheriebacillus. *Berlin klin. Wochen*, 48.
129. F. SCHANZ. — Zur Differentialdiagnose des Diphtheriebacillus. *Berlin klin. Wochen.* 1092.
130. SEVESTRE et L. MARTIN. — *Traité des maladies de l'enfance*, 1897, I, 516.
131. C. SPRONCK.— Le diagnostic bactériologique de la diphtérie et les difficultés causées par les bacilles pseudo-diphtériques, *Semaine Méd.*, 353.
132. J. STRASBURGER. — Ueber die Virulenz der Diphtherie, in Bonn. *Zeitschr. Hyg.*, XXV, 389.
133. L. ZUPNICK. — Ueber Variabilität der Diphtheriebacillen. *Berlin, Klin. Wochen*, 1085.

1898

134. ASCHER und SAMYNSKI. — Bakteriologische Erfahrungen über die Koenigsberger Thierlymphe, *Zeistchr, f. Hyg.*, XXVIII, 335.
135. AUCKENTHALER. — Beitrag zur Diagnose des Diphtheriebacillus. *Centralb. f. Bakter.*, XXIII, 641.

136. Axenfeld. — Wieweit sind die sogenannten Xerosebacillen der Conjunctiva mit den Hofman-Loeffler'schen Pseudodiphtheriebacillen des Rachens identisch? *Berlin. klin. Wochen.* 188.

137. Axenfeld. — Das Verhœltuiss der sog. Xerosebacillen der Conjunctiva zu den Hofmann-Loeffler schen Pseudodiphtheriebacillen des Rachens. *Berlin. klin. Wochen.* 542.

138. A. Baginski. — Diphtherie und Diphtherischer Croup. *Speciel. Pathol. u. Therap.*, Nothnagel, Vien, Hoelder, p. 83.

139. H. Barbier. — Nouvelles recherches sur les formes cliniques et bactériologiques de la diphtérie. *Bull. Soc. méd. des Hôp.*, 45.

140. H. Barbier et Tollemer. — Sur une angine pseudo-membraneuse à bacilles courts et streptocoques. *Bull. Soc. méd. des Hôp.*, 751.

141. D. Bergey. — Comparative studies upon the pseudodiphtherin, or Hofmann bacillus, the Xerosisbacillus, and the Lœfflerbacillus. *Public of Univers of Pennsyl., new. ser.* n° 4.

142. A. Besson. — *Technique microbiologique et sérothérapique*, 324.

143. J. Bruno. — Ueber Diphtherieagglutination und Serodiagnostik. *Berlin klin., Wochen.* 1127.

144. J. Creignou. — Le bacille de Lœffler chez les animaux sains. *Th. Bordeaux*, 1897-1898, n° 59.

145. E. Franke. — Xerose, Diphtherie, und Pseudodiphtherie Bacillen. *Münch. med. Wochen.*, 487.

146. E. Franke. — Die sogenannten Xerosebacillen und die Pseudodiphtheriebacillen des Auges. *Deutsch. Med. Woch.*, 675.

147. Freymuth und Petruschki. — Zweiter Fall von Diphtherienoma, noma facieï, Behandlung mit Heilserum, Herstellung., *Deutsch. med. Wochen.* 600.

148. Gelpke. — Bacterium septatum und dessen Beziehung zur Gruppe des Diphtheriebacillen. Eine klinische und bacteriologische Untersuchung. *Karlsruhe.*

149. A. Golowkoff. — Ueber Naehrboeden für die bakteriologische Diphtherie diagnose. *Diss. St-Petersbourg.*

150. F. Gosetti e G. Iona. — Congiuntivitti pseudo-membranose e congiuntivitti difteriche. Studio clinico e sperimentale, *Annali di ottalmol.* 50.

151. A. Gouguenheim et J. Dutertre. — La diphtérie en 1897 au pavillon Davaine (hôpital Lariboisière). Bacilles courts et bacilles longs, *Bull. Soc. méd. des Hôp.*, 101, et *Ann. des mal. de l'or. et du lar.*, n° 3., 225.

152. A. Grenet et E. Lesné. — Présence du bacille diphtérique

dans les coryzas purulents non pseudo-membraneux de l'enfant, *Arch. de méd. des enf.* 449.

153. J. Hallé. — Recherches sur la bactériologie du canal génital de la femme (état normal et pathologique). *Th. de Paris*, 1897-1898, n° 388.

154. H. Heinersdorff. — Ueber das Vorkommen den Diphtheriebacillen ähnlicher Mikroorganismen (Xerosebacillen, septirter Bacillen, bacilles en massue, etc.), im menschlichen Conjunctivalsack, speciell auf der normalen Conjunctiva, nebst einem Beitrage zur Frühdiagnose der Diphtherie. *Arch. f. Ophtalm.*, XLVI, 1.

155. H. Heinersdorff. — Zur Schnelldiagnose der Diphtherie, speciell der Diphtherie der Conjunctiva. *Centralbl. f. Bakter.*, XXIII, 397.

156. Hewlet and Knight. — The socalled Pseudodiphtheriebacillen and its relation to the Loefflerbacillus. *Brit. Inst. prevent. Med. London.*

157. H. Kurth. — Ueber die Diagnose des Diphtheriebacillus unter Berücksichtigung abweichender Culturformen desselben. *Zeitschr. f. Hyg.*, XXVIII, 409.

158. L. Martin. — Production de la toxine diphtérique. *Ann. de l'Inst. Pasteur*, 26.

159. V. M. Meyerhof. — Zur Morphologie des Diphtheriebacillus. *Arch. f. Hyg.*, XXXIII, 1, et *Th. de Strasbourg.*

160. Pes. — *XV° Congr. dell. Assoc. oftalmol. Ital.*, 55.

161. K. Preisich. — Zur Bacteriologie der Diphtherie und über Mischinfection. *Jahrb. f. Kinderheilk.*, XLVIII, 271.

162. Richmond and Salter. — The Etiological Significance of the Diphtherie Bacillus and its Variants. *Guy's Hosp. Rep.*, LIII, 55.

163. G. Roux. — *Technique bactérioscopique*, 219.

164. F. Schanz. — Ueber den Diphtheriebacillus. *Münch. med. Wochen.*, 333.

165. F. Schanz. — Ueber die Pathogenität der Loeffler'schen Diphtheriebacillen. *Deutsch. med. Wochen.*, 522.

166. Schutz. — Zur Frage der Mischinfection bei Lungentuberculose (Diphtherie und diphtherieähnliche Bacillen in tuberculösen Lungen). *Berlin. Klin. Wochen.*, 297, 335 et 356.

167. A. de Simoni. — Ueber einen sporogenen Pseudodiphtheriebacillus. *Centralbl. f. Bakter.*, XXIV, 294.

168. J. Simonin et F. Benoit. — De la diphtérie larvée au cours

des épidémies ; son diagnostic, sa fréquence et son rôle. *Rev. de Méd.*, 48.

169. SLAWYK et MANICATIDE. — Untersuchungen über 30 verschiedene Diphtheriestämme mit Rücksicht auf die Variabilität derselben. *Zeitschr. f. Hyg.*, XXIX, 181.

170. G. ULMANN et R. OPPENHEIM. — Persistance du bacille de Loeffler dans la gorge de sujets atteints de diphtérie. *Presse Méd.*, nº 73, 123.

171. VARIOT. — *Diphtérie et sérumthérapie.* Malain.

172. F. WACHENHEIM. — The clinical relations of the Loeffler bacillus. *N.-York Med. Journ.*, LXVII, 858.

173. F. WESBROOK, L. WILSON, O. Mc DANIEL et J. ADAIR. — A preliminary communication on bacillus diptheriæ and its variants in a school in which diphtheria was endemic. *Brit. Med. Journ.*, I, 1008.

1899

174. V. BABÈS. — Ueber die Kultur der von mir bei Lepra gefundenen Diphtheridæ *Centralbl. f. Bakter.*, XXV, 125.

175. L. BACH et R. NEUMANN. — Die eiterige Keratitis beim Menschen. Eine bakteriologische und Klinisch Studie. *Zeitschr. f. Augenheilk.*, I, 565.

176. H. BARBIER et G. ULMANN. — *La Diphtérie*, Paris, Baillière, 9.

177. A. COLES. — A modification of Neisser's diagnostic stain for the diphtheria bacillus. *Brit. med. Journ.*, I, 1213.

178. H. COPPEZ. — Etudes sur la diphtérie oculaire. *Arch. d'ophtalmol.*, 565.

179. G. GARRATT et J. WASHBOURN. — A systematic bacteriological examination of the fauces in scarlet fever as a means of preventig post scarlatinal diphtheria. *Brit. med. Journ.*, I, 893.

180. A. GOLOWKOFF. — Zur differentiellen Diagnose der Diphtherie von den Pseudodiphtheriebacillen nach Neisser's Methode. *Wojenno-medizr. shurn.* (en russe).

181. JAKOWLEW. — Bericht über die Untersuchung der Mund, Rachen und Nasensecrete diphtherieverdæchtiger Kranker für den Zeitraum, etc., *St-Pétersbourg* (en russe).

182. E. JANUSZEWSKA. — Beitrag zur Differentialdiagnose zwischen Diphtherie und Pseudodiphtheriebacillen. *Inaug. Diss.* Bern.

183. M. KOBER. — Die Verbreitung des Diphtheriebacillus auf der Mundschleimhaut gesunder Menschen. *Zeitschr. f. Hyg.*, XXXI, 433.

184. Th. Leber und C. Addario. — Angeborene Panophthalmitis mit Bacillenbefund bei einer Zeige, nebst Bemerkungen über fötale Augentzündungen und Bildungsanomalieen des Auges im Allgemein. *Arch. f. Ophth.*, XLVIII, 192.

185. L. Lehmann et R. Neumann. — *Atl. und Grunder der Bakter.* München, II, 382.

186. Marpmann. — Der Diphtheriebacillus und seine næchsten Verwandten. *Zeitsch. f. Augen. Mikrosk.*, V, 135.

187. O. Pès. — Note batteriologiche sul bacillo del sebo meibomiano (Reymond-Colomiati) nelle affezioni congiuntivali e sulle sue affinita biologiche col bacillo di Lœffler. *Riforma med.*, I, 63.

188. Richardière et Tollemer. — Bacille pseudo-diphtérique et bacille diphtérique. *Presse Méd.*, n° 25, 145.

189. Ruault. — *Traité de Médecine*, 2e édit., II.

190. Salter. — *Trans. Jenner Inst. Prev. Med., second series* 113.

191. F. Schanz. — Der sogen. Xerosebacillus und die ungiftigen Lœffler'schen Bacillen. *Zeitschr. f. Hyg.*, XXXII, 435.

192. De Simoni. — Sulla frequente presenza di bacilli pseudodifterici sulla mucose nasale. *Uffic. sanitor.*, n° 6, juin.

193. A. de Simoni. — Beitrag zur Morphologie und Biologie der Pseudodiphtheriebacillen. *Centralbl. f. Bakter.* XXVI, 673 et 757.

194. W. Spirig. — Ueber die Diphtheriebacillen einer Hausepidemie. *Zeitschr. f. Hyg.* XXX, 511.

195. Y. Ustvedt. — Den bacteriologiske difteridiagnose og pseudodifteribacillen. *Norsk. Magaz. f. Lægevidensk.*, XIV, 681.

196. L. Wœlch. — Ueber einen Bakterienbefund bei Pemphigus vegetans nebst Bemerkungen zur Differentialdiagnose zwischen Diphtherie und Pseudodiphtheriebacillen. *Arch. f. Dermatol. u. Syphil.*, L, 71.

1900

197. Bomstein. — Ueber den Werth der verschiedenen Erkennungsmethoden des Diphtheriebacillus. *Russisch. Arch. f. Pathol.*, IX, 6 (en russe).

198. Bomstein. — Ueber das Verhalten des Pseudodiphtheriebacillus zum Diphtheriebacillus. *Russisch. Arch. f. Pathol.*, X, 5 (en russe).

199. I. Boni. — Methode zur Darstellung einer « Kapsel » bei allen Bakterienarten. *Centralbl. f. Bakter.*, XXVIII, 705.

200. E. Bonsfield. — Is there a Pseudodiphtheriabacillus ? *The Lancet*, II, 1922.

201. Bronstein. — Zur bacterioscopischen Diphtheriediagnose. *Berlin. klin. Wochen.*, 141.

202. P. Chatin et Ch. Lesieur. — De la présence du bacille de Loeffler et du bacille pseudo-diphtérique chez les enfants hospitalisés. *Rev. d'Hyg.*, XXII, n° 6, 503.

203. L. Concetti. — Rasche Methode zur bacteriologischen Diagnose der Diphtherie. *Wien. med. Wochen.*, 462.

204. L. Concetti. — Sur un aspect actinomycosique du bacille de Loeffler dans quelques conditions de sa vie saprophytique. *C. R. XIII° Congrès internat. de Méd., Sect. méd. de l'Enf., Paris*, 404.

205. J. Eyre. — On the presence of members of the diphtheria group of bacilli other than the Klebs-Loeffler bacillus in milk. *Brit. Med. Journ.*, II, 426.

206. Feinberg. — Ueber den Bau der Bakterien. *Centralbl. f. Bakter.*, XXVII, 417.

207. D. Gromakowski. — Die differentielle Diagnose verschiedener Arten der Pseudodiphtheriebacillen und ihr Verhältniss zur Doppelfärbung nach M. Neisser. *Centralbl. f. Bakter.*, XXVIII, 136.

208. Harmer. — Recherches sur l'exsudat produit après l'amygdalotomie et ses relations avec la diphtérie. *Wien. klin. Wochen.*, 20 septembre.

209. E. Kitaï. — A propos de la coloration différentielle du bacille diphtérique par la méthode de Neisser *Ejenedelnik, St-Pétersb.*, VII, 753 (en russe).

210. E. Klein. — Ueber zwei neue pyogene Mikroben : Streptococcus radiatus und bacterium diphtherioïdes. *Centralbl. f. Bakter.*, XXVIII, 417.

211. Le Gendre et Ch. Esmonet. — Escarres de l'isthme pharyngien et expulsion d'une fausse membrane tubulée ayant simulé la diphtérie chez une hystérique qui avait ingéré, sans l'avouer, de l'HCl. Bacilles pseudo-diphtériques dans les cultures et sur la fausse membrane, etc. *Bull. Soc. Méd. des Hôp.* 738.

212. Ch. Lesieur. — Sur le diagnostic bactériologique de la diphtérie (procédé de Neisser) et sur la fréquence du bacille pseudo-diphtérique *Soc. des Sc. médic.*, Lyon, 9 mai.

213. Ch. Lesieur. — Contribution à l'étude du diagnostic bacté-

riologique de la diphtérie. Recherches sur la fréquence et les caractères des bacilles pseudo-diphtériques. Valeur de la réaction de Neisser. *Province Méd.*, 505 et 507.

214. Lesné. — Leçons de bactériologie pratique ; bacille diphtérique. *Gaz. des Hôp.*, 5.

215. E. Lévy et H. Fickler. — Ueber ein neues pathogenes Keulenförmiges Bacterium der Lymphe. *Deutsch. med. Wochen.*, 418.

216. R. Lubowski. — Ueber einen atoxischen und avirulenten Diphtheriestamm und über die Agglutination der Diphtherie Bacillen. *Zeitschr. f. Hyg.*, XXXV, 87.

217. Macfadyen et Hewlett. — Bacilles diphtéroïdes du pigeon. *Médecine mod.*, 15.

218. H. Marx et F. Woithe. — Morphologische Untersuchungen zur Biologie der Bakterien. *Centralbl. f. Bakter.*, XXVIII, 1, 33, 65 et 97.

219. W. Smith. — Diphtheria. *Being the Harben Lectures delivered in* 1899. London, Baillière.

220. W. Stein. — Zur bakteriologie der Ozœna. *Centralb. f. Bakter.*, XXVIII, 726 et 769.

221. Warnecke. — Befund von Xerosebacillus bei progredienter Phlegmone, secundärer Wundinfection und Otitis interna. *Münch. med. Wochen.*, 1412.

222. Wesbrook, Wilson and M. Daniel. — Varieties of B. Diphtheriæ. *Trans. Assoc. Americ. Physic.*, et *Trans. Americ. Public. Health. Assoc.*

1901

223. R. Beaton, J. Foord Caiger and W. Pakes. — The value of Neisser's stain in the diagnosis of diphteria. *Brit. med. Journ.*, n° 2125, p. 758.

224. Behring. — *Diphtherie.* Biblioth. v. Coler, II, Berlin.

225. Bomstein. — Der gegenwærtige Stand der Frage vom Diphtherie und Pseudodiphtheriebacillus. *Russisch. Archiv. f. Pathol.*, XX, 3 (en russe).

226. P. Cahuzac. — Contribution à l'étude des organes lymphoïdes du pharynx et de l'amygdale, en particulier dans leurs rapports avec l'infection. *Th. de Lyon*, 1900-1901, n° 93.

227. L. Cobbett. — An outbreack of diphtheria checked by prophylactic use of antitoxine, and the isolation of infected persons. *Journ. of Hyg.*, n° 4, 228.

228. L. Cobbett. — The result of 950 bacteriological examinations for diphtheria bacilli during an outbreak of diphtheria at Cambridge and Chesterton, *Journ. of Hyg.*, n° 4, 235.

229. L. Cobbetti. — Observations on the recurrence of diphtheria in Cambridge in the spring of 1901. *Journ. of Hyg.*, n° 4, 485.

230. L. Concett. — Ueber die actinomycotische Form des Loeffler'schen Bacillus in gewissen Zuständen saprophytischen Lebens. *Arch. f. Kinderheilk.*, XXXI, 227.

231. Critzmann. — La diphtérie d'après les travaux de William Smith. *Ann. d'Hyg. publ.*, 110.

232. J. Gorham. — Morphological varieties of bacillus diphtheriæ. *Journ. of Med. Research.*, VI, n° 1, 201.

233. E. Klein. — Pathogenic microbes in milk. *Journ. of Hyg.*, I, 78.

234. Ch. Lesieur. — Etude comparée des bacilles diphtériques et pseudo-diphtériques du nez et de la gorge. *Bull. Soc. Méd. des Hôp.*, 980, et *Province Méd.*, 362.

235. Ch. Lesieur. — Production de paralysies chez le cobaye par des bacilles dits « pseudo-diphtériques ». *C. R. Soc. de Biol.*, 817 *et Province Méd.*, 385.

236. Ch. Lesieur. — De l'agglutination des bacilles dits « pseudo-diphtériques ». *C. R. Soc. de Biol.*, 819 et *Province Méd.*, 375.

237. Ch. Lesieur. — Les bacilles dits « pseudo-diphtériques », leur rôle en pathologie humaine. *Journ. de Physiol. et de Pathol. génér.* 15 septembre.

238. Ch. Lesieur. — Les bacilles dits « pseudo-diphtériques », étude bactériologique. *Journ. de Physiol. et de Pathol. génér.*, 15 novembre.

239. Ch. Lesieur. — Les bacilles « pseudo-diphtériques » : propriété pathogène, valeur diagnostique. *Mémoire couronné par les Hospices civils de Lyon* (prix Bouchet).

240. E. Macé. — *Traité de Bactériologie*, 3e édition, 575.

241. V. Nedrigailov. — Contribution à la biologie et à la morphologie de vieilles cultures diphtériques. *Gaz. clin. de Botkin*, 1007 (en russe).

242. Piorkowski. — Beitrag zur Färbung der Diphtheriebacterien. *Berlin. klin. Wochen*, 236.

243. H. Prip. — Om Difteribaciller hos Difterirekonvalescenter. *Hosp. Tid. Kobenh.* XLIV, 209.

244. H. Prip. — Ueber Diphtheriebacillen bei Reconvalescenten nach Diphtheriæ. *Zeitschr. f. Hyg.* XXXVI, 283.

245. H. v. d. Rovaart. — Zur Neisser'schen Färbung der Diphtheriebacillen. *Centrabl. f. Bakter.* XXIX, 574.

246. J. Schabad. — Contribution à l'étude du diagnostic différentiel des bacilles diphtériques et pseudo-diphtériques. Communication préliminaire. *Vratsch* 22 (en russe).

247. J. Schabad. — Die klinische Bacteriologie der Diphtherie. Beitrag zur Differentialdiagnose des Diphtherie und Pseudodiphtheriebacilles. *Jahrb. f. Kinderheilk.* LIV, 381.

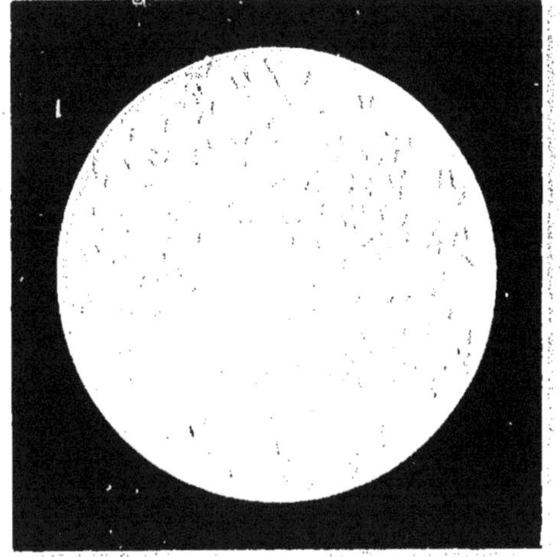

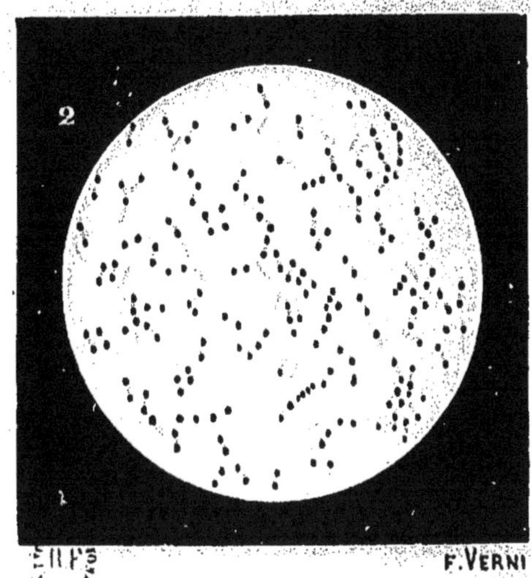

3

a b

1 Bacilles «pseudo-diphtériques»:
réaction d'Ernst-Neisser négative.

2 Bacilles diphtériques vrais:
réaction d'Ernst-Neisser positive.

3 Schéma de la réaction d'Ernst-Neisser:
a. *réaction négative*
b. *réaction positive*

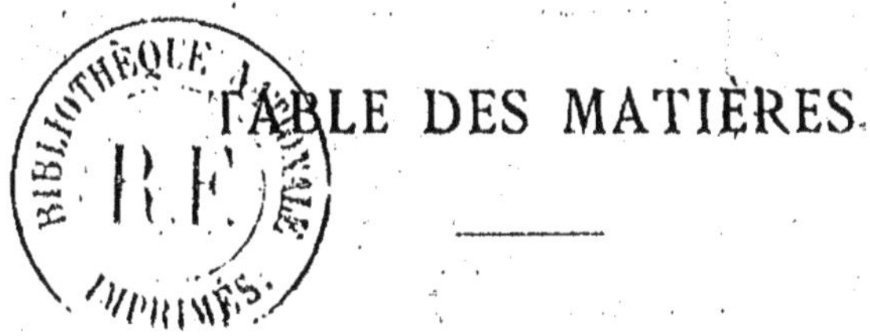

TABLE DES MATIÈRES

85.085.— Imp. P. Legendre et Cie, rue Bellecordière, 14, Lyon.

LIBRAIRIE J.-B. BAILLIÈRE ET FILS

Imprimerie P. LEGENDRE & Cie, 14, rue Bellecordière, LYON

www.ingramcontent.com/pod-product-compliance
Ingram Content Group UK Ltd.
Pitfield, Milton Keynes, MK11 3LW, UK
UKHW012026240726
13965UKWH00002B/600